整合刺針法

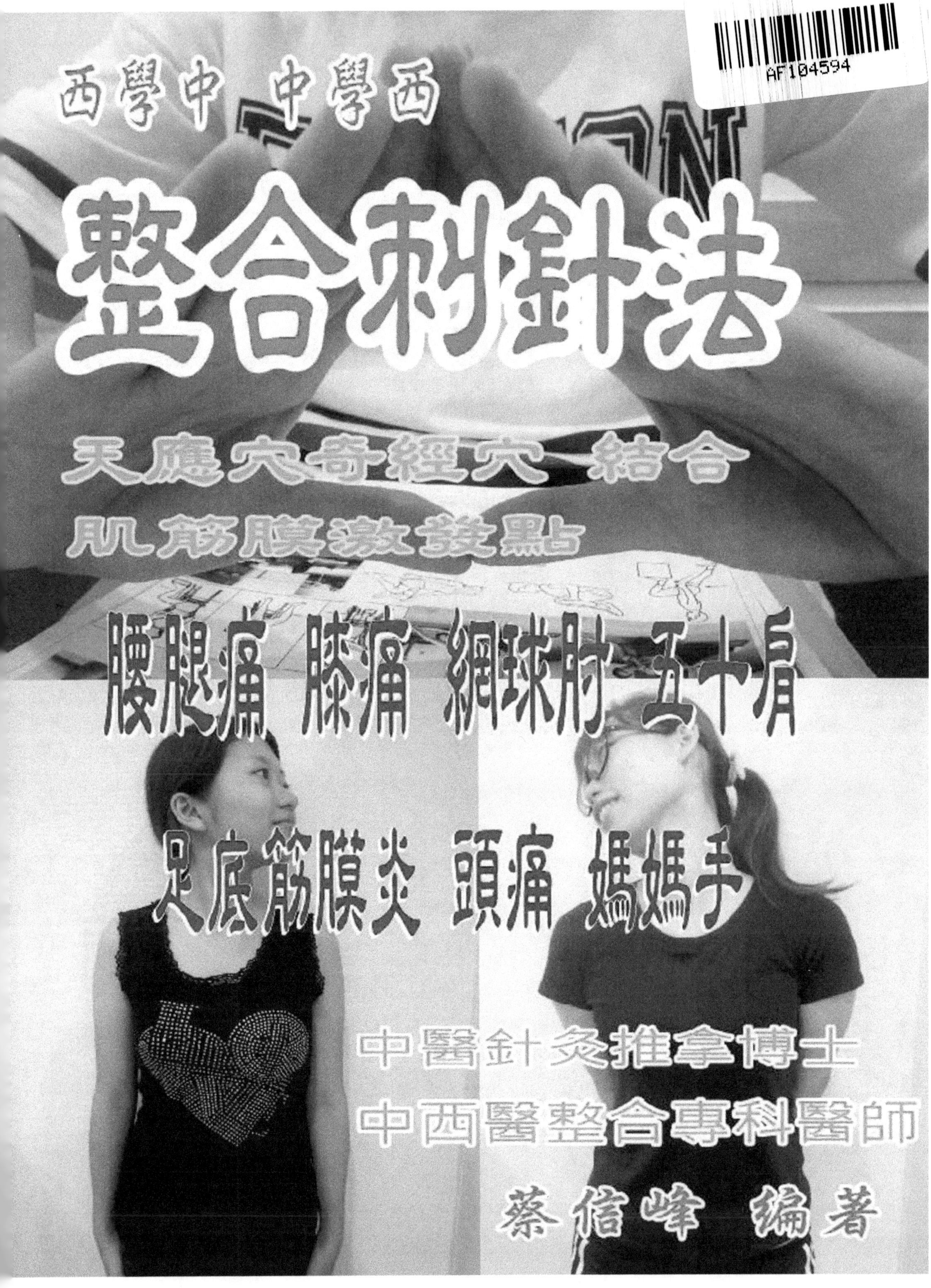

西學中 中學西

天應穴 奇經穴 結合
肌筋膜激發點

腰腿痛 膝痛 網球肘 五十肩

足底筋膜炎 頭痛 媽媽手

中醫針灸推拿博士
中西醫整合專科醫師

蔡倍峰 編著

美商EHGBooks微出版公司
www.EHGBooks.com

EHG Books 公司出版
Amazon.com 總經銷
2015 年版權美國登記
未經授權不許翻印全文或部分
及翻譯為其他語言或文字
2015 年 EHGBooks 第一版

Copyright © 2015 by Hsing-Feng Tsai

Manufactured in the United States

Permission required for reproduction,

or translation in whole or part.

Contact: info@EHGBooks.com

ISBN-13：978-1-62503-254-6

序

　　筆者學習中西醫骨傷科時,臨床上,發現中醫的經穴,天應穴及經外奇穴與西醫的肌筋膜肌痛點,有很大的比率其實是相吻合的;但中西醫各別的觀點立論,仍有差異.如同一棟房子,各自開了一扇門,卻看不到對方;筆者編修本書,提供給純西醫背景及純中醫背景的醫師,通往另一扇門的思考指引.

　　西醫以疼痛處肌肉肌筋膜走向,找出治療點,發病的是那條肌肉肌膜,就找出相應的激痛點,這個點不一定與病人訴苦的位置一樣,有時與中醫經穴吻合,有時也不在經脈上;這個治療點一般都是在同一肢節的近心端;它的學理原因清楚,治療效果明確.

　　中醫則以疼痛區為中心,在它附近分布的經脈穴位或疼痛點下針,或在遠端上病下治或左病右治,治之以循經取穴,或補母瀉子等等手法;對初學針灸者來說,方法理論相當複雜,在處理疼痛時,容易困惑;

　　有時這個病灶不一定在疼痛的經脈上,如果疏忽了它在近心端最重要的激痛點,以治療疼痛而言,療效則不如預期;

　　因此本書整理肌筋膜常見的激發點,比對該處的中醫穴位,這穴位在近代解剖位置往往與病灶肌肉走向是相符合的;以往我們學習針灸時,針灸古籍列出某穴可治此症,這穴位如果並不在疼痛部位的經脈上,不知其因,容易忽略它的功效;如果以肌筋膜走向看,就真相大白;本書以疼痛部位分類;相對於以肌肉分類的書目不同,可以讓針傷科醫師,及西學中醫師,有更簡單明確的方式.不會遺漏有用的治療點;也讓中西醫學相輔相成,更讓妾身不明,不被了解的天應穴,有了新境界

　　本書提到的治療工具,有乾針及水針;水針使用高濃度葡萄糖或PRP,刺激組織,即所謂再生療法(請參考其他學術論述);中醫目前無法使用水針;令人欣慰的是,使用乾針或傳統針灸仍然有效;重點在於是否找到正確點(TP)及有效的技巧(產生局部抽搐反應).

　　希望本書能幫助中醫臨床醫師及推拿師,透過肌筋膜激發點,了解天應穴的來龍去脈,在治療病人時,可以得到更高的效果,融會貫通,讓中醫針傷知識與時俱進.

天應穴（激痛點 TRIGGER POINT）
形成的原因及特性

　　肌肉、筋骨、臟腑發生病變，會在身體表面相關的部位，出現反射疼痛點 Trigger point。(Travell and Simons 1999).這個按壓會出現疼痛的點，就叫阿是穴，也就是天應穴。《扁鵲神應針灸玉龍經》：「不定穴，又名天應穴，但疼痛便針。」

　　早在《內經》就指出"以痛為俞"，《靈樞·經筋》。指對于某些病癥，以病痛局部或壓痛點作為穴位進行治療。因這種穴位無定位，所以後世稱為阿是穴或不定穴、天應穴。疼痛的点就是穴位。它既能反應疾病，也能治療疾病。在這些部位，常可以發現 條狀、扁平形、圓形、橢圓、索狀等小節結；通常這是肌肉攣縮，肌纖維形成的緊繃肌帶 TAUT BAND. 肌肉在放鬆的狀況下 肌纖維的各個肌節 SARCOMERE，都有一定長度，正常收縮時，所有肌節會均衡的收縮. 一旦有病變引起肌肉攣縮，會形成一段變短的肌節，不再隨著其他肌節均衡的放鬆開來. 形成激痛點 TRIGGER POINT.

　　天應穴有的不在經脈上，不在穴位上；有的在經上，在穴位上。天應穴具有反應疾病的特點,病程越長,節結越大 ， 病輕者壓痛反應小，病重者壓痛反應大，病程長者壓痛反應重，病程短者壓痛反應輕。天應穴也可以反應治療疾病的效果，疾病好轉，阿是穴疼痛緩解；疾病未好轉，阿是穴疼痛則無改善跡象；疾病治愈，阿是穴疼痛消失。在治療過程中，阿是穴可作主治穴，也可以與其它穴相配，但有經驗者，通常把阿是穴作為治療疾病的重要方針。

本書討論 以肌肉、筋骨為主；其他病因所致疼痛不在討論範圍. 如果診斷及治療有疑慮,務請照會相關專科醫師.

天應穴的治療工具

本書採用注射針空針為治療器具,又可分為兩種方式

    A. 乾針 （單純使用空針,不含任何藥物）

    B. 水針 （針筒內含適量藥液）

注射針依注射部位的深度及用途 選擇不同規格

    顳顎顏面關節肌肉 25G 35mm
    頸部斜角肌胸鎖乳突肌 22-25G 35mm
    頸椎背部上肢小腿腳踝 22-25G 35mm
    上臂大腿 21G 35-55mm 腓腸肌 25G 50mm
    腰臀區 20-21G 60mm

水針常見的用藥

    蒸餾水, 生理食鹽水 , 局部麻醉劑, 高濃度葡萄糖, KENACORT , VITMINE B12 , 肉毒桿菌素.
    PRP 自體血漿生長因子

    以上可以單方, 某部分也可以混用

    三合一雞尾酒配方調劑步驟:

1. 先抽取所需量 0.25%XYLOCAIN
2. 再抽取等量 DEXASONE A
3. 均勻混合
4. 最後抽取等量 VIT B12 加入混均

天應穴治療技巧及注意事項

1. 治療成功的關鍵-在激發點誘發LTR局部抽搐反應

在天應穴下針後,必須誘發LTR(local twitch response)局部抽搐反應,讓疼痛區已緊繃的肌肉,瞬間收縮,再放鬆後,可以恢復均勻等長的肌節(RESET),讓疼痛消除.

下針時,另一手輕按著疼痛部位,直到感覺LTR出現,病人肌肉出現一波震顫,效果會如預期般出現.

2. 傘型注射模式

疼痛區可能會有幾個可以引發LTR的點,為了讓療效更佳,注射針頭退到皮下脂肪層,略轉方向呈傘狀,再插入數次.

3. 應注意事項

a. 預防暈針

第一次接受針灸,或緊張,或注射疼痛,會引發迷走神經性暈厥,注射時,應採臥姿;注射後,能安全站起為止.

b. 避開神經及大血管

後頸部肌群常是頭痛元凶 在此區域施針 要注意頸椎動脈及神經組織

c. 避免氣胸

前胸後背區注射,針頭必須與皮膚成30度斜角插入,並隨時回抽,有可疑須馬上退針.

4. 禁忌事項

      a. 有出血體質者
      b. 注射抗凝血藥者
      c. 孕婦
      d. 注射區感染發炎中
      e. 對注射劑過敏者

各 論

頭痛

頭痛是門診很常見的毛病。但頭痛只是個症狀,應找出原因,才能對症治療。

常見的頭痛如下

偏頭痛(又稱為血管性頭痛,為反覆陣發性的頭痛),**緊張性頭痛**(此類頭痛又稱肌肉收縮性頭痛),

三叉神經痛 , **腦病的頭痛**(腦瘤,腦出血,腦水腫, 硬腦膜下血腫)等等.

本書這部分僅討論非器質性頭痛(此類頭痛又稱肌肉神經血管性頭痛 , **偏頭痛, 緊張性頭痛**);臨床上三叉神經, 腦病頭痛, , 請會同相關專科醫師診治.

前額痛

額肌	顴大肌	降眉肌	枕肌	頭半棘肌	胸鎖乳突肌
起於帽狀腱膜 止於眉毛部皮膚	起於顴骨頰側面 止於同側嘴角	起於眼眶內緣 止於眼眶骨內側	起於帽狀肌腱膜 止於枕骨上項線	起於 C4-6 及 T1-6 橫突 止於枕骨隆起	**鎖骨端** 起於鎖骨內側1/3 止於乳突 **胸骨端** 起於胸骨 止於乳突

主要肌肉	常見症狀	原因	治療點	特殊事項	復健伸展 STRETCH
額肌 起於帽狀腱膜 止於眉毛部皮膚	前額近眉毛內上區痛	頻繁抬眉(壓力)	陽白穴 眉毛中點直上2cm	25G25mm針頭與皮膚平行10度斜向內下(**攢竹**方向)插入	在疼痛點輕輕按摩
顴大肌 起於顴骨頰側面 止於同側嘴角	1.鼻子痛延伸往上到前額 2.額部頭痛	1.太用力露出上牙微笑 2.咀嚼肌痙攣,嘴打不開,而用力露牙	顴髎 目外眥直下,顴骨下緣凹陷處。與迎香相平	25G25mm針頭直刺1CM	嘟嘴歪向不痛側

肌肉	症狀	原因	穴位	針法	運動
降眉肌 起於眼眶內緣 止於眼眶骨內側	1.前額痛 2.眉心痛	因壓力常皺眉	印堂穴 兩眉頭中間	25G25mm 針頭向眉毛橫向插入	在疼痛點輕輕按摩
枕肌 起於帽狀肌腱膜 止於枕骨上項線	1.後頭部痛. 2.躺枕頭痛 3.前額和眉毛痛（與額肌相連為枕額肌） 4.眼眶區深層痛 5.頭頂疼痛 6.眼睛周圍的疼痛 7.牙齒痛	1.過度收縮額肌 2.一直用力提眉 3.壓力	腦空穴 頭部枕外隆凸上緣外側,頭正中線旁開2.25寸,風池上二寸,與耳尖平	25G35mm 肌肉痛點斜刺.	坐著挺胸,放鬆肩膀,以雙手交叉,放脖子後,後腦杓稍微向後傾斜。然後你的頭向前微微點頭,向下指著你的鼻子。重複點頭約20秒

頭半棘肌			天柱穴：		
起於C4-6及T1-6橫突，止於枕骨隆起 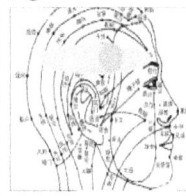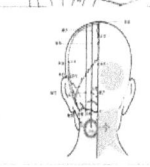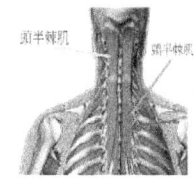	1.低頭時轉動後頭部會痛轉動角度受限. 2..躺枕頭會痛 3.頭痛或偏頭痛. 4.額部頭痛 5.顳部頭痛	1. 長時間低頭：縫紉.看書.寫字.使用3C產品. 2. 趴臥抬頭看電視 3. 硬領外套壓迫頸部	在後枕骨粗隆正下方凹處往外，突起的肌肉（斜方肌）外側凹處，後髮際正中旁開約2厘米（1.3寸），約C1棘突向外上方一指幅.	1. 22G(壯碩)-25G(怕痛者) 35mm肌肉痛點直刺. 2. 不可向上斜刺.可能傷到脊椎動脈,延髓	右側痛,左手從頭後方伸到右耳後,頭部向左傾,左手順勢加壓. 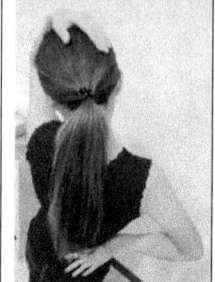

胸鎖乳突肌	症狀	誘因	穴位	針法	伸展
鎖骨端 起於鎖骨內側1/3 止於乳突 **胸骨端** 起於胸骨 止於乳突 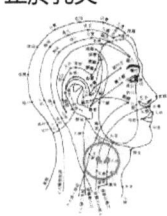 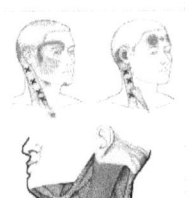	1.當轉動頭頭暈 2.乾咳 3.耳及顳下頜關節疼痛 4.耳痛/耳鳴/癢 5.易暈車 6.額部頭痛 7.頭痛或偏頭痛 8.鼻後滴 流鼻涕 9.眉毛疼痛 10.顱部頭痛 11.頸部疼痛 12.面頰疼痛胸痛前 13.泛紅的眼，眼瞼下垂 14.夜間行駛實心痛 15.頂點疼痛 16.頭暈,冒汗	1.前排座椅的電影.長時間抬頭 2.枕頭過高 3.長時間轉著頭說話 4.油漆天花板 5.寫黑板 6.車禍鞭甩症 7.氣喘慢性咳嗽 8.領帶過緊	人迎 (喉結旁開1.5吋), 扶突 (喉結旁開3寸), 為胸鎖乳突肌本體,上下指按,找到痛點. 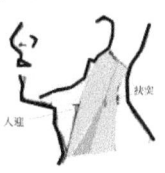	22G(壯碩)-25G(怕痛者) 35mm 鉗捏出肌肉痛點直刺	左側痛:頭轉左側使左耳超過肩膀.然後抬高下巴望向天花板.直到左頸肌肉被伸展,不要抬高左肩,右手從頭後方幫忙轉頭,維持30秒. 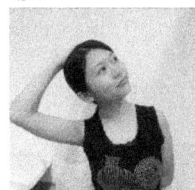

頭頂痛

頭夾肌

起於 C2-T3 棘突,
止於乳突

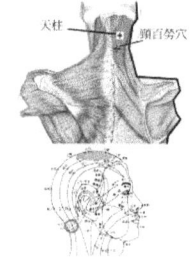

胸鎖乳突肌

胸骨端

起於胸骨

止於乳突

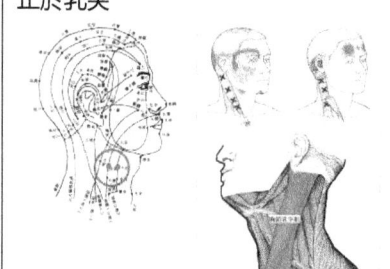

枕肌

起於帽狀肌腱膜

止於枕骨上項線

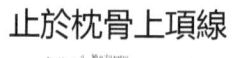
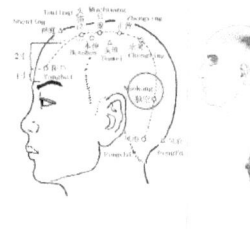
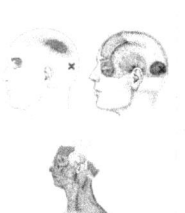

主要肌肉	常見症狀	原因	治療點	特殊事項	復健伸展 STRETCH
頭夾肌 起於 C2-T3 棘突, 止於乳突	1.頭頂疼 2.頭皮下痛	1.鞭甩症候 2.駝背, 3.沙發扶手當枕頭睡覺, 4.後頸一直吹冷風, 5.登山頭頸部往前伸出.	天柱穴 後髮際凹旁開2指幅大筋（斜方肌）外側凹. 脊椎旁肌（第二頸椎棘突往外2指幅） 頸百勞穴 大椎直上2寸旁開1寸	22G(壯碩)-25G(怕痛者) 35mm 肌肉痛點直刺	左側痛:右手從頭後方伸到左耳後上方把頭往右傾加壓.
胸鎖乳突肌 胸骨端 起於胸骨 止於乳突	1.頭頂痛或偏頭痛, 2.面頰疼痛, 3.頭暈 4.額部頭痛 5.流淚泛紅的眼, 6.眼瞼下垂, 7.眉毛疼痛 8.模糊的視覺 9.乾咳; 10.耳及顳下頜關節疼痛; 11.耳痛/耳鳴/癢, 12.暈車/ 13.胸痛前/14.顳部頭痛 15.頸部疼痛	1.枕頭過高 2.長時間轉著頭說話 3.油漆天花板 4.寫黑板 5.長時間抬頭 6.車禍鞭甩症 7.氣喘慢性咳嗽 8.領帶過緊	人迎 (喉結旁開1.5吋),扶突 (喉結旁開3吋)間,為胸鎖乳突肌本體,上下指按,找到痛點.	22G(壯碩)-25G(怕痛者) 35mm 鉗捏出肌肉痛點直刺	左側痛:頭轉左側使左耳超過肩膀.然後抬高下巴望向天花板.直到左頸肌肉被伸展,不要抬高左肩,右手從頭後方幫忙轉頭,維持30秒.

枕肌 起於帽狀肌腱膜 止於枕骨上項線 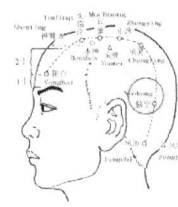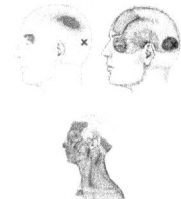	1.後頭部會痛. 2.躺枕頭會痛 3.前額和眉毛痛(與額肌相連為枕額肌) 4.眼眶區深層痛 5.頭頂疼痛 6.眼睛周圍的疼痛 7.牙齒痛	1.過度收縮額肌 2.用力提眉	腦空穴 頭部枕外隆凸上緣外側，頭正中線旁開2.25寸,風池上二寸,與耳尖平	25G35mm肌肉痛點斜刺.	坐著挺胸,放鬆肩膀,以雙手交叉,放脖子後,後腦杓稍微向後傾斜。然後你的頭向前微微點頭,向下指著你的鼻子。重複點頭約20秒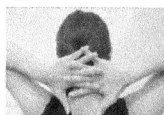

頭後枕部

頭半棘肌	頸半棘肌	胸鎖乳突肌	上斜方肌	枕肌	枕下肌群
起於 C4-6 及 T1-6 橫突,止於枕骨隆起	起於 T1-5 橫突,止於 C2-5 棘突	**胸骨端** 起於胸骨 止於乳突	起於上項線內側 止於鎖骨後面外側	起於帽狀肌腱膜 止於枕骨上項線	起於 C1-2 棘突 止於枕骨

主要肌肉	常見症狀	原因	治療點	特殊事項	復健伸展 STRETCH
頭半棘肌 起於C4-6及T1-6橫突，止於枕骨隆起	1. 低頭時轉動後頭部會痛轉動角度受限. 2. 躺枕頭會痛 3. 頭痛或偏頭痛. 4. 額部頭痛 5. 顳部頭痛	1. 長時間低頭：縫紉.看書.寫字.使用3C產品. 2. 趴臥抬頭看電視 3. 硬領外套壓迫頸部	天柱穴： 在後枕骨粗隆正下方凹處往外，突起的肌肉（斜方肌）外側凹處，後髮際正中旁開約2厘米（1.3寸），約C1棘突向外上方一指幅.	1. 22G(壯碩)-25G(怕痛者) 35mm肌肉痛點直刺. 2. 不可向上斜刺. 可能傷到脊椎動脈,延髓	右側痛,左手從頭後方伸到右耳後,頭部向左傾,左手順勢加壓.

頸半棘肌 起於T1-5橫突, 止於C2-5棘突 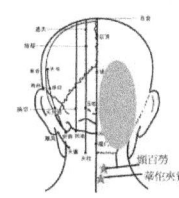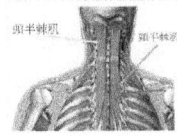	1. 低頭時轉動後頭部會痛轉動角度受限. 2. 躺枕頭會痛疼痛在上部脖子後面向上延伸到頭部的背面 3. 頭部和/或頸部的背面壓痛 4. 頭皮刺痛和燒灼	1. 長時間低頭:縫紉.看書.寫字.使用3C產品. 2. 趴臥抬頭看電視 3. 硬領外套壓迫頸部 4. 壓力肩膀僵硬	頸夾脊穴。頸椎第3至第七椎旁0.3寸約脊突外側1指幅	22G(壯碩)-25G(怕痛者) 35mm 肌肉痛點直刺.	左側痛,右手從頭後方伸到左耳後,頭部向右傾,右手順勢加壓. 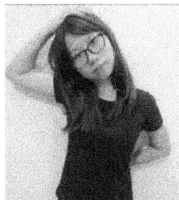

胸鎖乳突肌	症狀	成因	針刺穴位	針具	伸展運動
胸鎖乳突肌 **胸骨端** 起於胸骨 止於乳突 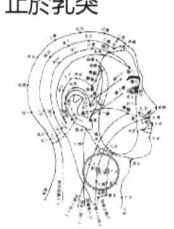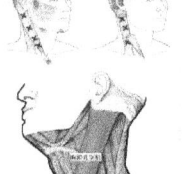	1.頭頂痛或偏頭痛 2.面頰疼痛, 3.頭暈 4.額部頭痛 5.流淚泛紅的眼, 6.眼瞼下垂, 7.眉毛疼痛 8. 模糊的視覺 9.乾咳; 10.耳及顳下頜關節疼痛; 11.耳痛/耳鳴/癢, 12.暈車/ 13.胸痛前/ 14.顳部頭痛 15.頸部疼痛	1. 枕頭過高 2. 長時間轉著頭說話 3. 油漆天花板 4. 寫黑板 5. 長時間抬頭 6. 車禍鞭甩症 7. 氣喘慢性咳嗽 8. 領帶過緊	人迎 喉結旁開1.5寸 扶突 喉結旁開3寸,為胸鎖乳突肌本體,上下指按,找到疼痛點. 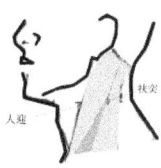	22G(壯碩)-25G(怕痛者) 35mm 鉗捏出肌肉痛點直刺	左側痛:頭轉左側使左耳超過肩膀.然後抬高下巴望向天花板.直到左頸肌肉被伸展,不要抬高左肩,右手從頭後方幫忙轉頭,維持30秒. 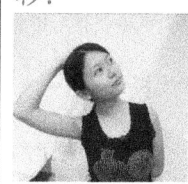

上斜方肌 起於上項線內側 止於鎖骨後面外側 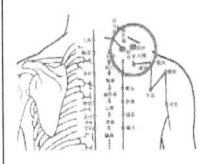 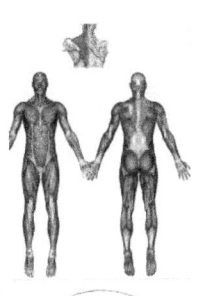 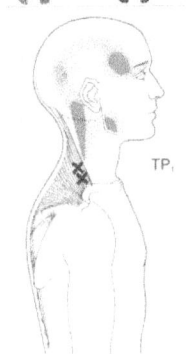	1. 後腦勺疼痛 2. 頸部疼痛 3. 面頰疼痛 4. 頭痛或偏頭痛 5. 胸背部疼痛 6. 顳部頭痛 7. 背部，肩膀酸痛 8. 眉毛疼痛 9. 顳下頜關節紊亂（TMJ）	1. 車禍鞭甩症候 2. 使用太長拐杖 3. 電腦鍵盤太高 4. 提重物 5. 大乳細肩帶胸衣 6. 演奏小提琴 頭頸夾電話 7. 側轉頭長時說話 8. 長短腳	肩井穴 肩上，前直乳中，當大椎與肩峰端連線的中點處 肩外俞 T1 旁開 3 寸	1. 22G(壯碩)-25G(怕痛者) 35mm 肌肉痛點刺. 2. 針頭不可向胸部刺. 可能氣胸	左側痛, 右手放左耳上方頭部, 頭向右傾斜, 並用右手加壓 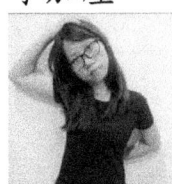

枕肌 起於帽狀肌腱膜 止於枕骨上項線 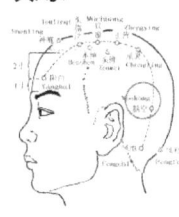 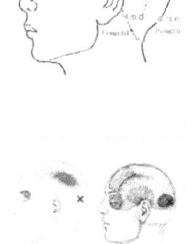	1. 後頭部會痛. 2. 躺枕頭會痛 3. 前額和眉毛痛（與額肌相連為枕額肌） 4. 眼眶區深層痛 5. 頭頂疼痛 6. 眼睛周圍的疼痛 7. 牙齒痛	1. 過度收縮額肌 2. 用力提眉	**腦空穴** 頭部枕外隆凸上緣外側,頭正中線旁開2.25寸,風池上二寸,與耳尖平	25G35mm 肌肉痛點斜刺.	坐著挺胸,放鬆肩膀,以雙手交叉,放脖子後,後腦杓稍微向後傾斜。然後你的頭向前微微點頭,向下指著你的鼻子。重複點頭約20秒 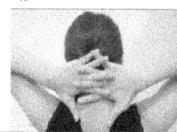
枕下肌群 起於C1-2棘突 止於枕骨 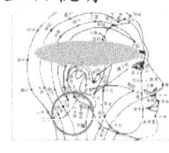 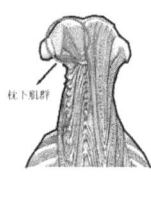	1. 頭痛,激痛點轉移痛會往前延伸至枕部、眼睛及前額 2. 偏頭痛 3. 落枕 4. 轉動後頭部會痛,轉動受限 5. 躺枕頭會痛	1. 頸夾手機講太久 2. 後頸一直吹冷 3. 趴臥以手肘支撐下巴看電視 4 頭後仰脖子向前伸太久	**完骨** 頭部耳後乳突後下方凹陷處。當乳突後緣直下,平乳突下緣處,與風府相平 **天牖** 頸側部,胸鎖乳突肌後緣,顳骨乳突後緣直下與下頜角相平處	1. 22G(壯碩)-25G(怕痛者) 35mm 肌肉痛點直刺 2. 不可向上斜刺.可能傷到脊椎動脈	坐在椅子上會比站著效果好,將雙手抱於頭後,用手的力量將頭往前、往下牽拉後頸肌肉。 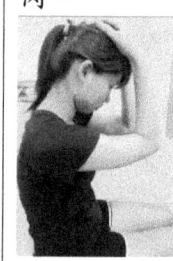

偏頭痛

顳肌	頭半棘肌	頸夾肌上部	枕下肌群	上斜方肌
起於顳窩 止於下顎骨喙突	起於C4-6及T1-6橫突，止於枕骨隆起	起於T3-6棘突 止於C1-3橫突	起於C1-2棘突 止於枕骨	起於上項線內側 止於鎖骨後面外側

主要肌肉	常見症狀	原因	治療點	特殊事項	復健伸展 STRETCH
顳肌 起於顳窩 止於下顎骨喙突	1. 頭痛偏頭痛 2. 緊張性頭痛 3. 顳肌肌腱炎 4. 頜關節功能障礙 TMJ 5. 疲勞 6. 眉毛區痛 7. 上下 MOLAR 白齒痛 8. 牙齒咬合不正 9. 斷牙	1. 過度的頭部前傾的姿勢 2. 過度咀嚼口香糖 3. 頸椎牽引咬緊下顎 4. 磨齒 5. 直接創傷由於摔落或打擊頭部的側面 6. 鞭甩症候 7. 甲狀腺功能低下 8. 長時間寒冷	1.門牙牽引眉毛痛 太陽穴 2.犬齒牽引耳前區偏頭痛 懸厘穴(眼尾往後3指幅髮際處) 3.白齒牽引耳前區偏頭痛- 曲鬢(髮際後緣平角孫) 4.耳上後偏頭痛 角孫	25G35mm 肌肉痛點斜刺.	A. 熱敷面部。 B. 兩個手指插入下門牙的後面，而拇指抓握下巴拉下頜向前。C. 拉動下頜向下，同時繼續向前拉充分伸展,張大口部2指幅寬

頭半棘肌 起於C4-6及T1-6橫突，止於枕骨隆起 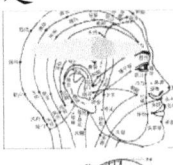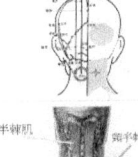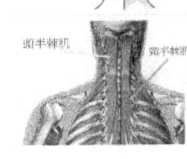	1. 低頭時轉動後頭部會痛轉動角度受限. 2. 躺枕頭會痛 3. 頭痛或偏頭痛. 4. 額部痛 5. 顳部痛	1. 長時間低頭:縫紉.看書.寫字.使用3C產品. 2. 趴臥抬頭看電視 3. 硬領外套壓迫頸部	**天柱穴**: 在後枕骨粗隆正下方凹處往外，突起的肌肉（斜方肌）外側凹處，後髮際正中旁開約2厘米（1.3寸）約C1棘突向外上方一指幅.	1.22G(壯碩)-25G(怕痛者) 35mm 肌肉痛點直刺. 2.不可向上斜刺.可能傷到脊椎動脈,延髓	右側痛,左手從頭後方伸到右耳後,頭部向左傾,左手順勢加壓. 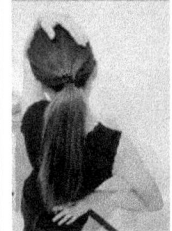
頸夾肌 **(上部)** 起於T3-6棘突 止於C1-3橫突 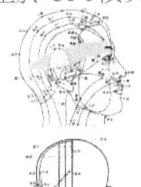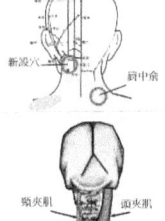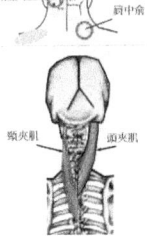	1. 肩膀脖子中間疼痛 2. 眼睛疼痛 3. 視力模糊跳動 4. 頸部僵硬 5. 偏頭痛	1鞭甩症候群. 2. 後頸一直吹冷風 3. 頭頸部過度前伸或後仰:爬山,以沙發扶手為枕	**上部**: **新設穴(奇)=風池下** C4棘突旁開2指幅 項部第四頸椎橫突尖端，斜方肌外緣。位於第三頸椎棘突下旁開1.5寸 (下部: 起於T3-6棘突 止於C1-3橫突-肩中俞)	22G 35mm 肌肉痛點直刺.	右側痛,左手從頭後方伸到右耳後,頭部向左傾,左手順勢加壓. 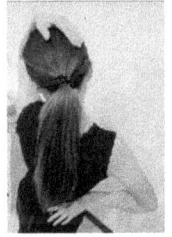

枕下肌群 起於C1-2棘突止於枕骨 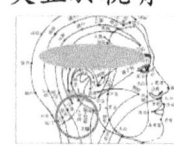	1. 轉動後頭部會痛,轉動受限. 2. 躺枕頭會痛 3. 枕下肌群的激痛點轉移痛會往前延伸至枕部、眼睛及前額	1. 後頸一直吹冷風 2. 趴臥以手肘支撐下巴看電視. 3 頭後仰脖子向前伸太久	完骨 頭部耳後乳突後下方凹陷處。當乳突後緣直下,平乳突下緣處,與風府相平 天牖 頸側部,胸鎖乳突肌後緣,顳骨乳突後緣直下與下頜角相平處	1.22G(壯碩)-25G(怕痛者)35mm 肌肉痛點直刺 2.不可向上斜刺.可能傷到脊椎動脈	坐在椅子上會比站著效果好,將雙手抱於頭後,用手的力量將頭往前、往下牽拉後頸肌肉。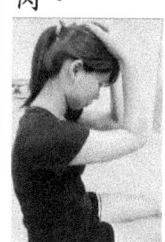
上斜方肌 起於上項線內側止於鎖骨後面外側 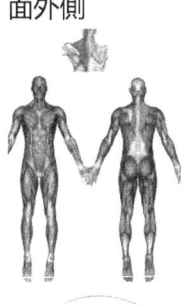 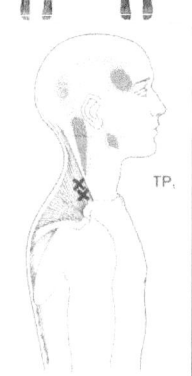	1. 後腦勺疼痛 2. 頸部疼痛連 3. 面頰疼痛 4. 頭痛或偏頭痛 5. 顳部頭痛 6. 顳下頜關節紊亂（TMJ） 7. 背部肩膀酸痛 8. 眉毛疼痛	1. 車禍鞭甩症候 2. 使用太長拐杖 3. 電腦鍵盤太高 4. 提重物 5. 大乳細肩帶胸衣 6. 演奏小提琴 頭頸夾電話 7. 側轉頭長時說話 8. 長短腳	肩井穴 肩上,前直乳中,當大椎與肩峰端連線的中點處 肩外俞 T1旁開3寸 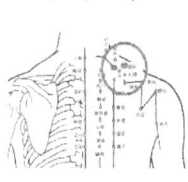	1.22G(壯碩)-25G(怕痛者)35mm 肌肉痛點刺. 2.針頭不可向胸部刺.可能氣胸	左側痛,右手放左耳上方頭部,頭向右傾斜,並用右手加壓 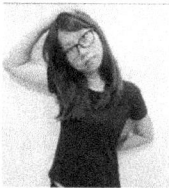

後頸痛

提肩胛肌	頸多裂肌	上斜方肌	頸夾肌	棘下肌
起於 C1-4橫突 止於肩胛骨上角	起於頸椎關節突,止於C2以下棘突	起於上項線內側止於鎖骨後面外側	上部 起於 T3-6棘突止於 C1-3橫突 下部 起於 T3-6棘突止於 C1-3橫突	起於棘下窩 止於肱骨大節結
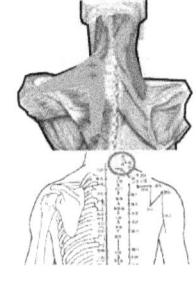	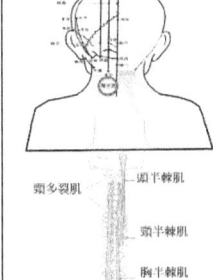	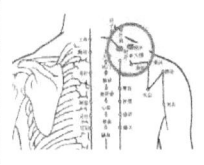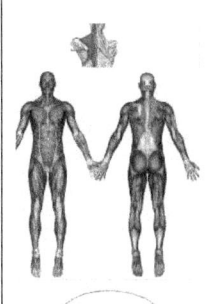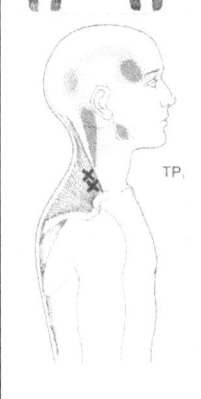	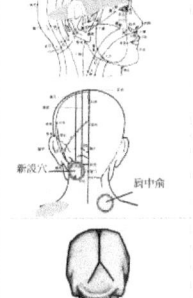	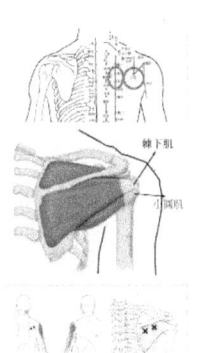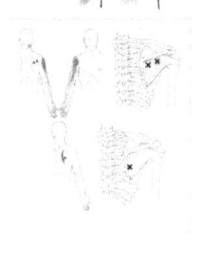

提肩胛肌 起於 C1-4橫突 止於肩胛骨上角 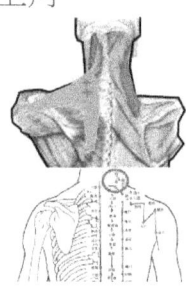	1. 背部，肩膀酸痛 2. 無法高舉雙臂向上 3. 落枕無法轉頭 4. 喘氣 5. 頸部疼痛	1. 俯臥以手支撐下巴 2. 長時間油漆天花板 3. 頸部轉向一側看書打字 4. 背重包 5. 長時間頸夾手機講話感冒或壓力 6. 椅子扶手過高	肩中俞 C7旁開2寸 肩外俞 T1旁開3寸 附分 T2旁開3寸	1. 22G(壯碩)-25G(怕痛者) 35mm 肌肉痛點直刺 2. 注意針刺深度避免氣胸	左側痛，以左手抓住椅面，右手放左耳上方頭部，頭向右傾斜，並用右手加壓. 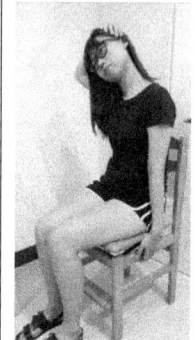
頸多裂肌 起於頸椎關節突, 止於C2以下棘突 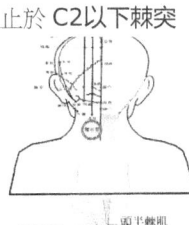	1. 後頭部會痛.低下頭時轉頭範圍受限制 2. 躺枕頭會痛	1. 長時間低頭：縫紉.看書.寫字.使用3C產品. 2. 趴臥抬頭看電視 3. 硬領外套壓迫頸部	頸百勞穴(奇)-C7大椎直上2寸旁開1寸 頸華陀夾脊- 脊椎旁開5分	22G(壯碩)-25G(怕痛者) 35mm 肌肉痛點直刺	左頸痛,頭部向右轉,下顎向右微微抬起,頭頂傾向左側. 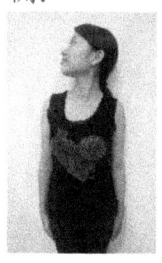

上斜方肌 起於上項線內側 止於鎖骨後面外側 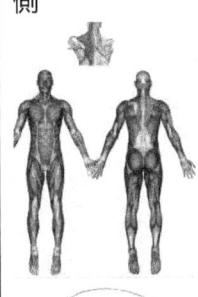 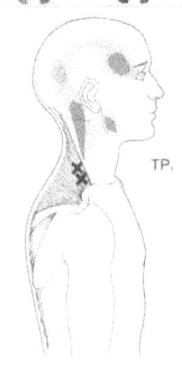	1. 後腦勺疼痛 2. 頸部疼痛連 3. 面頰疼痛 4. 頭痛或偏頭痛 5. 顳部頭痛 6. 顳下頜關節紊亂（TMJ） 7. 背部肩膀酸痛 8. 眉毛疼痛	1. 車禍鞭甩症候 2. 使用太長拐杖 3. 電腦鍵盤太高 4. 提重物 5. 大乳細肩帶胸衣 6. 演奏小提琴 頭頸夾電話 7. 側轉頭長時說話 8. 長短腳	肩井穴 肩上，前直乳中，當大椎與肩峰端連線的中點處 肩外俞 T1 旁開 3 寸 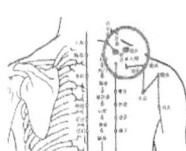	1.22G(壯碩)-25G(怕痛者) 35mm 肌肉痛點刺. 2.針頭不可向胸部刺.可能氣胸	左側痛,右手放左耳上方頭部,頭向右傾斜,並用右手加壓 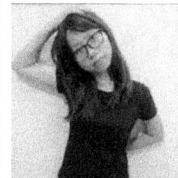

頸夾肌 **上部** 起於 T3-6棘突 止於 C1-3橫突 **下部** 起於 T3-6棘突 止於 C1-3橫突 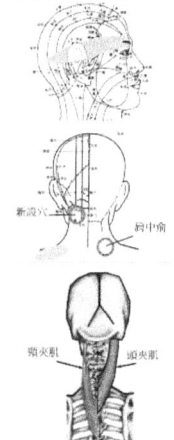	1. 眼睛疼痛 2. 視力模糊跳動 3. 頸部僵硬 4. 偏頭痛	1. 以沙發扶手為枕 2. 後頸一直吹冷風 3. 頭頸部過度前伸或後仰	**上部：** **新設穴(奇)** C4棘突旁開2指幅項部第四頸椎橫突尖端，斜方肌外緣。位於第三頸椎棘突下旁開1.5寸 **下部：** **肩中俞** C7棘突旁開2指幅	22G 35mm 肌肉痛點直刺.	右側痛,左手從頭後方伸到右耳後,頭部向左傾,左手順勢加壓. 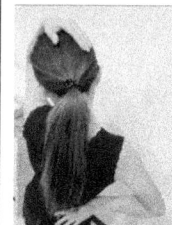
棘下肌 起於棘下窩 止於肱骨大節結 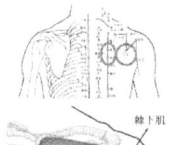 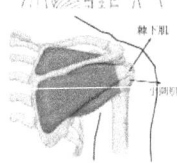 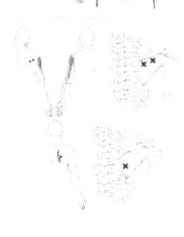	一般部 1. 後頸上端痛,前面肩痛,沿著上臂前側,前臂橈側,及拇指虎口前後面痛； 2. 手無法扣內衣後扣, 3. 手無法伸入褲後口袋； 4. 握拳無力 肌腱部 膏肓痛	1. 油漆天花板, 2. 長時間握方向盤, 3. 躺床上手過度伸往後上開燈拿東西, 4. 溜冰手往後拉著別人 5. 打網球發球太用力, 6. 用力丟球	一般部 **天宗穴** 棘下窩正中凹陷處 肌腱部 **神堂穴** 當第5胸椎棘突下,旁開3寸。 **膏肓穴** 當第四胸椎棘突下,左右四指寬處（或左右旁開三寸）,肩胛骨內側	天宗穴 25G35mm 針直刺 **神堂穴、膏肓穴**-循肩胛骨緣往外斜刺 注意氣胸	左手掌放右肩上,右手托住左手肘,往上推,伸展左肩胛 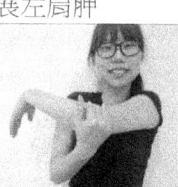

耳顳顎區痛

咀嚼肌(咬肌)	顳肌	顳下頜關節紊亂	內翼肌	外翼肌	二腹肌	頰肌
起於顴骨弓前2/3 止於下顎骨角部	起於顳窩 止於下顎骨喙突	Temporomandibular Joint Disorders (TMD, TMJ)	起於外翼板內側 止於下顎骨角部內側	起於外翼板外側 止於下顎骨頸部內側	**後腹肌** 起於乳突切跡 止於舌骨 **前腹肌** 起於下顎下方止於舌骨	起於翼突 止於口輪匝肌

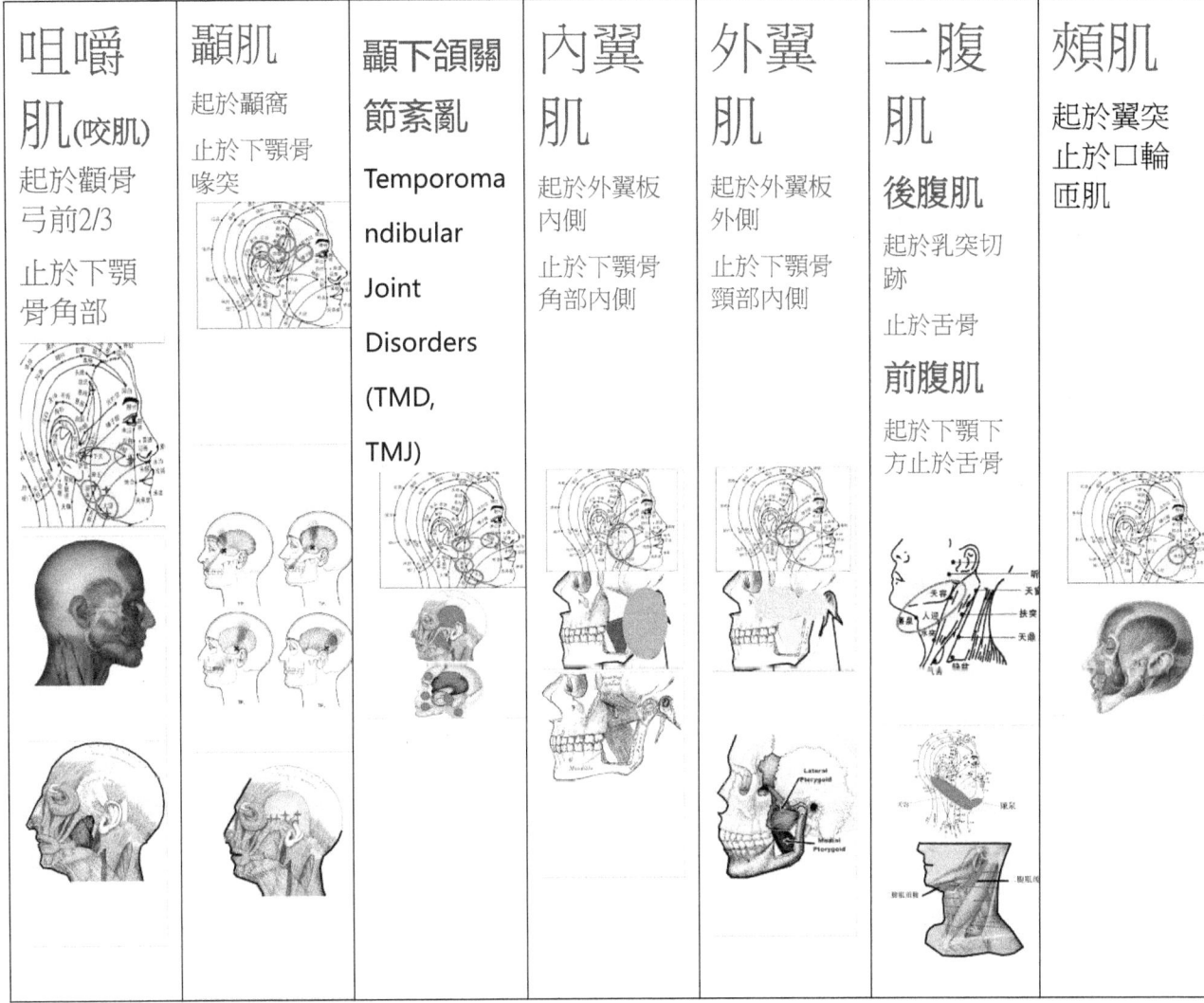

顴大肌	眼輪匝肌	闊頸肌	上斜方肌	胸鎖乳突肌	枕下肌群
起於顴骨頰側面 止於同側嘴角	起於眼眶內側上方 止於眼瞼內側韌帶	起於嘴角下顎骨 止於胸部皮下膜	起於上項線 內側止於鎖骨後面外側	**胸骨端** 起於胸骨 止於乳突	起於C1-2棘突 止於枕骨

主要肌肉	常見症狀	原因	治療點	特殊事項	復健伸展 STRETCH
咀嚼肌 (咬肌) 起於顴骨弓前2/3 止於下顎骨角部	上部: 下顎張開困難上白齒疼痛 中部: 下顎張開困難下白齒疼痛 下部: 下顎張開困難 深層: 耳鳴 下顎關節疼痛 (下巴疼痛) 牙齒對熱,冷和/或壓力敏感 眼睛痛 耳邊低咆哮的聲音或疼痛 耳內深處瘙癢	1.突然咬破堅硬東西 2.嚼口香糖等 3.張著嘴裝假牙或治療牙齒 4.壓力及磨牙 5.撞傷	上部: 顴髎 目外眥直下顴骨下緣凹中 中部: 頰車 耳下前方1指咬合時隆起處 下部: 大迎(胃經) 嘴唇斜下下巴骨小凹,面動脈博動處 深層: 下關 耳前1指幅,顴骨弓下凹處,張口隆起.	25G 35mm 肌肉痛點直刺. 注意顏面神經	張大口部,上下牙床相距2指幅

顳肌					
起於顳窩 止於下顎骨喙突 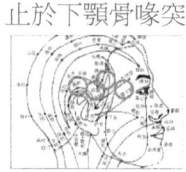 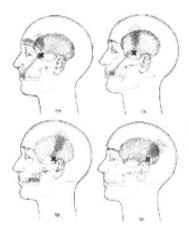 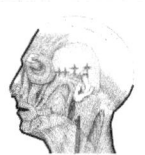	1. 頭痛偏頭痛 2. 緊張性頭痛 3. 顳肌肌腱炎 4. 頜關節功能障礙 5. 眼睛疲勞 6. 眉毛區痛 7. Temporomandibular Joint Disorders (TMJ) 8. 上下 MOLAR 臼齒痛 9. 牙齒咬合不正 10. 斷牙	1. 過度的頭部前傾的姿勢 2. 過度咀嚼口香糖 3. 頸椎牽引咬緊下顎 4. 磨齒 5. 直接創傷由於摔落或打擊頭部的側面 6. 鞭甩症候 7. 甲狀腺功能低下 8. 長時間寒冷	1.門牙牽引眉毛痛- **太陽穴** 2.犬齒牽引耳前區偏頭痛- **懸厘穴**(眼尾往後3指幅髮際處) 3.臼齒牽引耳前區偏頭痛- **曲鬢**(髮際後緣平角孫) 4.耳上後偏頭痛- **角孫** (將耳部前折時，耳尖正上方入髮際處)	25G35mm 肌肉痛點斜刺.	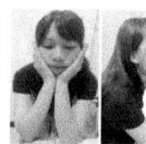 A.熱敷面部。B.兩個手指插入下門牙的後面，而拇指抓握下巴拉下頜向前。C.拉動下顎向下，同時繼續向前拉充分伸展,張大口部2指幅寬 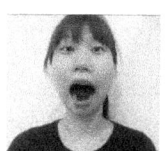

顳下頜關節紊亂 Temporomandibular Joint Disorders (TMD, TMJ) 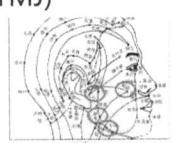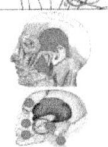	1.臉的一側或兩側。 2.比男性多，最常見20和40歲之間。 常見的症狀： 1.耳痛 臉，下巴關節區，頸部和肩膀，或周圍疼痛或觸痛 2.咀嚼，說話，或打開或關閉你的嘴會有"卡殼"聲音在下顎關節 3.彷彿上下牙齒不能嵌合在一起 4.臉側面腫脹,有牙痛，頭痛，頸部酸痛，頭暈，耳痛，聽力問題，上肩部疼痛和耳鳴（耳鳴）。	1.沉重的打擊或鞭甩傷到你的下巴，你的頭部和頸部的肌肉; 2.單邊咬口香糖, 研磨食物'或壓力緊咬牙齒 3.關節炎, 4.假牙	顴髎 目外眥直下顴骨下緣凹中 頰車 耳下前方1指咬合時隆起處 大迎（胃經） 嘴唇斜下下巴骨小凹,面動脈博動處 下關 耳前1指幅,顴骨弓下凹處,張口隆起.	25G 35mm 肌肉痛點直刺.注意顏面神經	軟食冰敷,避免大口咬嚼食物口香糖 張大口部,放鬆;上下牙床相距2指幅 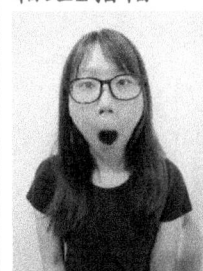

| 內翼肌 起於外翼板內側 止於下顎骨角部內側 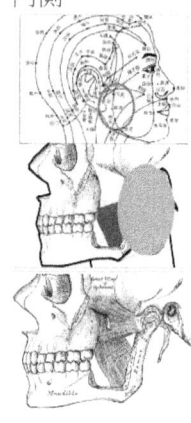 | 1. 張口,咀嚼,吞嚥,耳前下顎會痛： 2. 面頰疼痛 3. 吞嚥困難 4. 睡眠流口水 5. 耳及顳下頜關節疼痛 6. 耳痛/耳鳴/癢 7. 鼻後滴 8. 流鼻涕 9. 咽喉痛 10. 顳下頜關節紊亂 TMJ 11. 喉嚨頸部疼痛 | 1. 嚼口香糖 2. 吸允過度 3. 緊張咬緊牙關 | 牽正- 耳垂前方0.5寸 頰車- 下頜角前上方1指幅咬牙隆起最高點 下關- 耳前1指幅顴弓下凹處張口隆起閉口取穴 | 25G35mm 張口痛點斜刺 | 張大口部,上下牙床相距2指幅 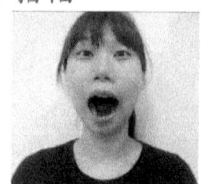 |

| 外翼肌 起於外翼板外側 止於下顎骨頸部內側 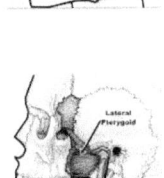 | 1. 牙齒咬合不正 2. 耳鳴 3. 下顎關節疼痛 4. 面頰疼痛 5. 吞嚥困難 6. 耳及顳下頜關節疼痛 7. 耳痛/癢 8. 鼻後滴 9. 流鼻涕 10. 咽喉痛 11. 顳下頜關節紊亂（TMJ） | 1. 演奏小提琴管樂器下顎往前伸 2. 嚼口香糖 3. 咬指甲習慣 | 牽正- 耳垂前方0.5寸 聽會- 耳屏切跡前張口凹陷處 下關- 耳前1指幅顴弓下凹處張口隆起閉口取穴 | 25G35mm 張口痛點斜刺 | 下顎用力，往前伸三秒後，回復原位，下顎交替往右往左移動 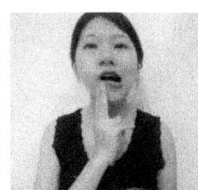 |

二腹肌	後腹肌	1.磨牙	後腹肌	天容穴-	右側痛
後腹肌 起於乳突切跡 止於舌骨 前腹肌 起於下顎下方 止於舌骨	1.轉頭吞嚥時困難和疼痛 2.咽喉痛 3.淋巴結腫大 4.頸部疼痛 5.後腦勺疼痛 6.面頰疼痛 前腹肌 1.上下臼齒疼痛（牙痛） 2.舌痛	2.鼻塞鼻竇炎用口呼吸 3.鞭甩症候群	天容穴 (頸外側下頜角後胸鎖乳突肌前緣凹中) 廉泉 頸前正中線喉結正上方，舌骨上緣凹陷處。當下頦正中與喉結連線的中點	25G35mm 食指撥開外頸靜脈,中指撥開胸鎖乳突肌,在兩手中間注射, 廉泉 25G35mm 直刺	後腹肌 頸部向後壓，後往右旋轉 前腹肌 用拇指食指，捏住舌骨軟骨，然後頭部往後仰
頰肌 起於翼突 止於口輪匝肌	1.面頰疼痛 2.上牙疼痛 3.咬東西時顴骨下方疼痛加劇 4.吞嚥困難	1.夜間磨牙，或睡覺時，緊緊咬住牙齒。 2.假牙咬合關係不良， 3.經常刻意咬牙齒、嚼口香糖。	地倉： 面部口角外側，上直瞳孔，近鼻唇溝下端處。當口角旁4分，目中線上。	25G35mm 往耳垂方向斜刺	左頰痛 張口以右食指伸入口內 將左頰肌往前外推

肌肉	症狀	誘發動作	穴位	針法	自我保健
顴大肌 起於顴骨頰側面 止於同側嘴角	1.鼻子痛上前額 2.額部頭痛	1.太用力露出上牙微笑 2.咀嚼肌痙攣嘴打不開而用力露牙	顴髎 目外眥直下，顴骨下緣凹陷處。與迎香相平	25G25mm 針頭直刺 1CM	嘟嘴歪向不痛側
眼輪匝肌 起於眼眶內側上方 止於眼瞼內側韌帶	1.眼睛上方痛會延伸到鼻側 2.雙影模糊/跳動的視覺(抽搐) 3.頭痛或偏頭痛 4.眉毛疼痛	1.眼睛疲勞 2.視力不佳 3.習慣性皺眉	魚腰穴: 眉毛中點	25G35mm 針往外或往內斜刺 注意出血造成眼眶瘀青	將眼睛周圍肌肉輕輕捏起按摩

肌肉	症狀	原因	穴位	針法	伸展
闊頸肌 起於嘴角下顎骨 止於胸部皮下膜 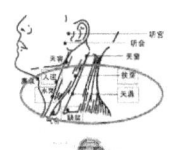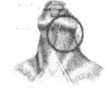	1. 臉頰或下顎疼痛 2. 咀嚼和吞嚥困難	1. 受驚或者緊張的表情 2. 過度使用傷害， 3. 肌病，萎縮， 4. 感染性肌炎， 5. 撕裂傷和挫傷	**扶突穴** 位於頸外側部，結喉旁，當胸鎖乳突肌前、後緣之間。 **天鼎穴** 位於頸外側部，胸鎖乳突肌後緣，當結喉旁，扶突穴與缺盆穴連線中點。 **人迎穴** 位於頸部，喉結旁1.5寸，當胸鎖乳突肌的前緣，頸總動脈搏動處。 **水突**穴.人迎與氣舍連線中點，胸鎖乳突肌前緣. **缺盆穴**位於人體的鎖骨上窩中央，距前正中線4寸	22G-25G35mm 針頭,沿皮刺	右側痛 頭部慢慢向左轉，一邊將下顎微微抬起，以雙手按住右胸口，三次深呼吸 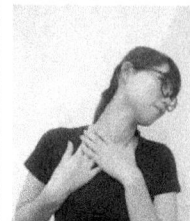
上斜方肌 起於上項線內側 止於鎖骨後面外側 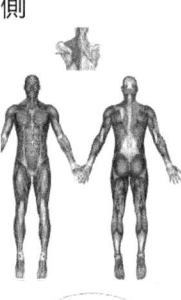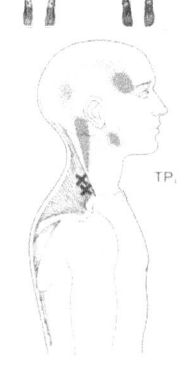	1. 後腦勺疼痛 2. 頸部疼痛連 3. 面頰疼痛 4. 頭痛或偏頭痛 5. 顳部頭痛 6. 顳下頜關節紊亂（TMJ） 7. 背部肩膀酸痛 8. 眉毛疼痛	1. 車禍鞭甩症候 2. 使用太長拐杖 3. 電腦鍵盤太高 4. 提重物 5. 大乳細肩帶胸衣 6. 演奏小提琴 頭頸夾電話 7. 側轉頭長時說話 8. 長短腳	**肩井穴** 肩上，前直乳中，當大椎與肩峰端連線的中點處 **肩外俞** T1 旁開 3 寸	1.22G(壯碩)-25G(怕痛者)35mm 肌肉痛點刺. 2.針頭不可向胸部刺.可能氣胸	左側痛,右手放左耳上方頭部,頭向右傾斜,並用右手加壓 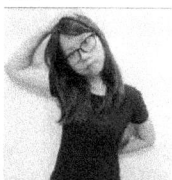

胸鎖乳突肌	症狀	成因	穴位	針法	伸展
胸骨端 起於胸骨 止於乳突 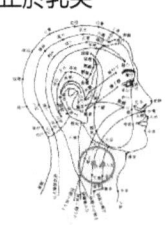 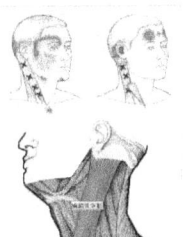	1.頭頂痛或偏頭痛 2.面頰疼痛, 3.頭暈 4.額部頭痛 5.流淚泛紅的眼, 6.眼瞼下垂, 7.眉毛疼痛 8. 模糊的視覺 9.乾咳; 10.耳及顳下頜關節疼痛; 11.耳痛/耳鳴/癢, 12.暈車/ 13.胸痛前/ 14.顳部頭痛 15.頸部疼痛	1. 枕頭過高 2. 長時間轉著頭說話 3. 油漆天花板 4. 寫黑板 5. 長時間抬頭 6. 車禍鞭甩症 7. 氣喘慢性咳嗽 8. 領帶過緊	人迎 喉結旁開1.5寸 扶突 喉結旁開3寸,為胸鎖乳突肌本體,上下指按,找到疼痛點. 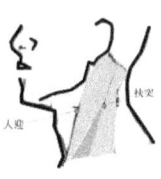	22G(壯碩)-25G(怕痛者)35mm 鉗捏出肌肉痛點直刺	左側痛:頭轉左側使左耳超過肩膀.然後抬高下巴望向天花板.直到左頸肌肉被伸展,不要抬高左肩,右手從頭後方幫忙轉頭,維持 30 秒. 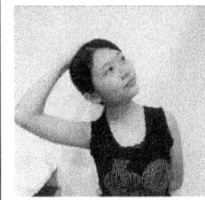

| 枕下肌群 起於C1-2棘突 止於枕骨 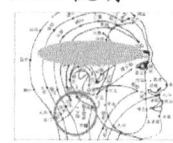 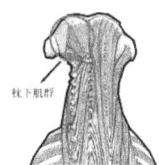 | 1.頭痛,激痛點轉移痛會往前延伸至枕部、眼睛及前額 2.偏頭痛 3.落枕 2.轉動後頭部會痛,轉動受限 5.躺枕頭會痛 | 1.後頸一直吹冷風 2.趴臥以手肘支撐下巴看電視. 3頭後仰脖子向前伸太久 | 完骨 頭部耳後乳突後下方凹陷處。當乳突後緣直下,平乳突下緣處,與風府相平 天牖 頸側部,胸鎖乳突肌後緣,顳骨乳突後緣直下與下頜角相平處 | 1.22G(壯碩)-25G(怕痛者) 35mm 肌肉痛點直刺 2.不可向上斜刺.可能傷到脊椎動脈 | 坐在椅子上會比站著效果好,將雙手抱於頭後,用手的力量將頭往前、往下牽拉後頸肌肉。 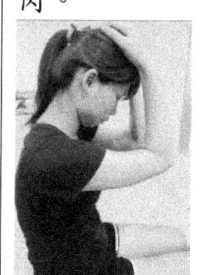 |

前胸痛

胸大肌	胸小肌	胸骨肌	腹外斜肌 前側	肋間肌	後上鋸肌
起於1.胸骨2.鎖骨.3.肋骨及腹外斜肌,止於肱骨大轉子	起於3-5肋骨 止於肩胛喙突	起點胸骨 止於第3-7肋軟骨	位于腹前外側部的淺層，起自下位8個肋骨的外面，上中部肌束向內，至腹正中線 止於白線。	起於肋骨下緣 止於下一肋上緣	起於 C6-T3 止於第2-5肋後緣
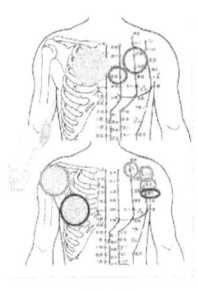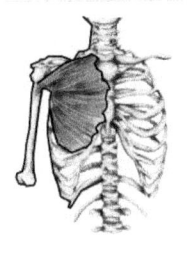	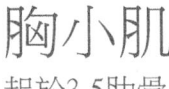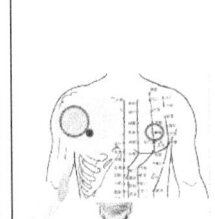	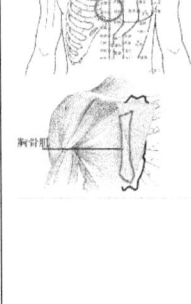	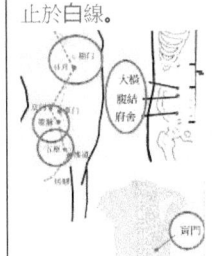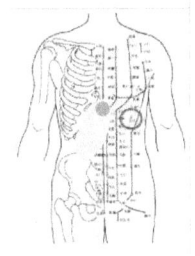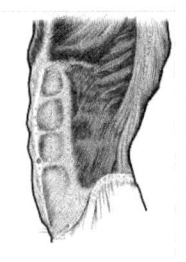	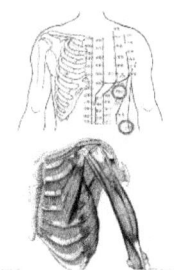	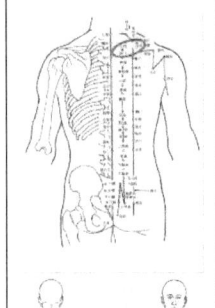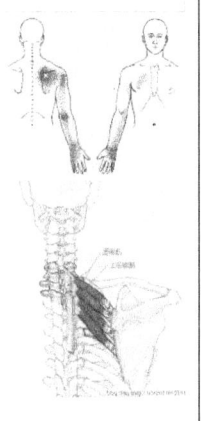

斜角肌	胸髂肋肌-T6	鎖骨下肌			
前斜角肌 起點 C3-6橫突， 止點在第一根肋骨的前面. **中斜角肌** 起點 C2-6橫突， 止點第一根肋骨的側面。 **後斜角肌** 起點在 C4-6節的橫突， 止點在第二根肋骨上。	起點在下方的六根肋骨， 終點在最上方的六根肋骨	起於肩下的第一肋骨 止於锁骨中間			

主要肌肉	常見症狀	原因	治療點	特殊事項	復健伸展 STRETCH
胸大肌 起於1.胸骨 2.鎖骨 3.肋骨及腹外斜肌, 止於肱骨大轉子	主要症狀： 1. 前胸痛 2. 心律不齊/心臟病發作樣疼痛. 3. (胸骨部).前肩痛-手前舉無法張開範圍受限. 4. (鎖骨部).前臂肘前尺側疼痛.腕掌掌側疼痛. 手指背疼痛 5. (肋骨部) 過敏性乳頭穿內衣會痛/乳房疼痛	1. 彎腰駝背 2. 看書寫字過久 3. 起吊重物（保持你的肩膀向前滾動或拉升） 4. 用你的雙臂在你的面前工作（計算機,駕駛,騎馬,使用電鋸） 5. 一肩背著沉重的錢包或背包 6. 大乳房	(胸骨部) 屋翳- 乳頭直上第二肋下凹 庫房- 乳頭直上第一肋下凹 靈墟- 胸部正中線（玉堂）旁二寸.第三肋間隙凹陷處 神藏- 胸部正中線（紫宮）旁2寸.第二肋間隙凹陷處。 (鎖骨部) 中府- 鎖骨外側端下三角窩(雲門)中心往下1寸約 第一肋上緣 周榮- 中府往下第二肋間, 氣戶- 鎖骨中點下緣凹陷處 (肋骨部) 胸鄉- 胸外側部,前正中線旁開6寸,第3肋間隙凹陷處。	25G35mm 針往外斜刺 注意氣胸	面牆非常接近而站。 把你的右臂伸直到一邊,手掌平貼在牆上,約與肩同高。 整個身體向左旋轉（腳,臀部,胸腔和頭部） 伸展右上胸腔區域, 保持15-30秒, 不斷的放鬆 然後返回到面壁

| 胸小肌 起於3-5肋骨 止於肩胛喙突 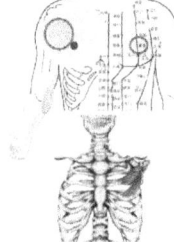 | 1. 手前伸並往上抬與肩同高時會痛無法往前往上舉 2. 胸痛前燒灼感和刺痛 3. 疼痛在肩部的前面 4. 過敏性乳頭/乳房疼痛 5. 肘內側髁疼痛 6. 前臂尺側疼痛 7. 腕掌內側疼痛 8. 內臂，內肘向下行進到入第四和第五手指內側麻木 9. 手指背疼痛 | 1. 在身體前方起吊重物（保持你的肩膀向前滾動或拉升） 2. 保持你的雙臂向前工作（計算機計算機駕駛和騎馬） 3. 把東西推離身體 4. 伏地挺身 5. 肩背著沉重的錢包或背包 6. 鞭甩症候 7. 劇咳或縮胸 8. 過度換氣，呼吸困難 9. 胸罩鋼圈太緊 | 膺窗- 胸正中線旁開四寸第3肋下緣 | 25G35mm 針往外斜刺 注意氣胸 | 擴胸,右手彎曲,往上舉45度,再往後擴胸 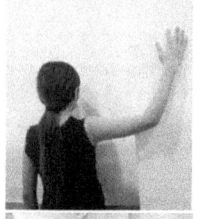 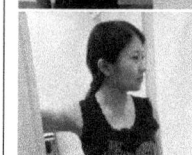 |

肌肉	症狀	原因	穴位	針	伸展
胸骨肌 起點胸骨 止於第3-7肋軟骨 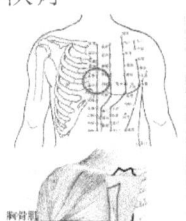	1. 胸痛 心律過速 2. 手臂內側疼痛 3. 前肩痛 4. 乾咳	1. 直接性外傷 2. 肋間肌肉急速扭轉運動，如籃球和網球 3. 舉重和健美操	**膻中穴** 兩乳頭之間連線的中點。 **玉堂穴** 當前正中線上，平第3肋間。 （治膺胸疼痛，咳嗽）	25G35mm 針往下斜刺 注意氣胸	痛點輕輕按摩 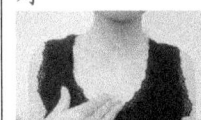
腹外斜肌前側 位于腹前外側部的淺層，起自下位8個肋骨的外面，上中部肌束向內，至腹正中線 止於白線。 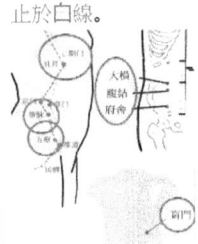 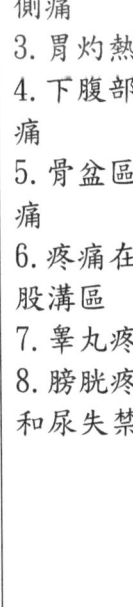 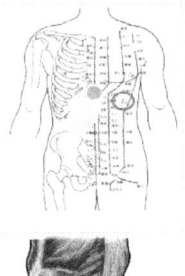	1. 起點損傷，多肋痛，2. 止點損傷者多腰側痛 3. 胃灼熱感 4. 下腹部疼痛 5. 骨盆區疼痛 6. 疼痛在腹股溝區 7. 睪丸疼痛 8. 膀胱疼痛和尿失禁	1. 鍛煉肌肉（扭曲和側彎曲練習）過度 2. 仰臥起坐 3. 便祕 4. 手術疤痕 5. 划船 6. 掃樹葉 7. 使用起重工具如鏟子或乾草叉 8. 慢性咳嗽 9. 坐了很長一段時間 10. 沒精打采的姿勢 11. 坐著身體過度前彎 12. 壓力 13. 曝露於寒冷中	**日月穴** 乳下3肋間 T8 肋下距中線3.5寸 **期門** 乳下1-2肋間 T6下	25G35mm 針往外斜刺 注意氣胸	站起來，一隻手臂繞過頭頂上方達到對側 慢慢側彎到有輕中度伸展的感覺。 持續10至30秒。 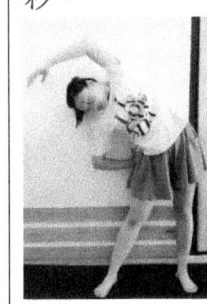

| 肋間肌 起於肋骨下緣 止於下一肋上緣 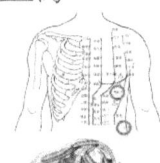 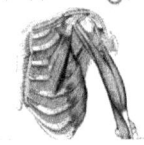 | 咳嗽打噴嚏 翻身 前胸胸側痛 | 1. 不適當熱身,不當或過度訓練 2. 訓練或活動恢復期不足 3. 體育技術錯誤（如保齡球,投擲） 4. 投保齡球速度快 5. 肌無力 6. 彈性差 7. 關節僵硬,特別是在上背部或腰 8. 不良姿勢 9. 疲勞 10. 劇咳 11. 氣胸肋膜炎 | 期門 當乳頭直下，第6肋間隙，前正中線旁開4寸。 章門穴 於人體的側腹部，當第11肋游離端的下方。 各肋間疼痛點(天應穴)- 疼痛點為俞 | 25G35mm 針往外斜刺 注意氣胸 | 雙手直伸到頭上,身體往不痛邊側彎,做伸展 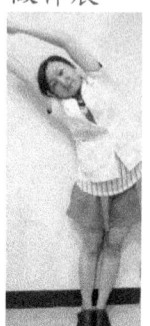 |

| 後上鋸肌 起於 C6-T3 止於第2-5肋後緣 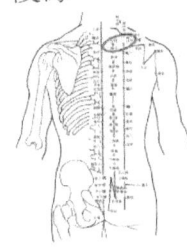 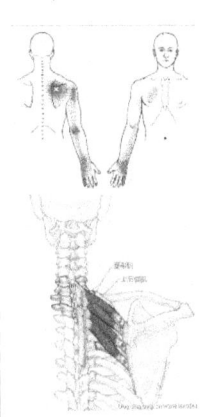 | 1.伸長手臂提起物品或患側側躺痛 2.肩胛骨下疼痛 疼痛持續，即使在休息 3.偶爾會感到胸部肌肉疼痛 4.膏肓上區痛，5.肩膀酸痛沿著手臂背部疼痛 6.內側踝疼痛 7.鷹嘴疼痛 8.前臂尺側痛 9.疼痛的手腕 10.手腕背側痛 11.小指痛 | 1.呼吸困難（哮喘，肺氣腫，支氣管炎，肺炎） 2.體育活動喘氣換氣過度 3.在過高書桌寫字 | 附分 T2旁開3寸當肩胛骨內緣 **風門** **背**部第二胸椎棘突下旁開1.5寸處，約與肩胛骨上角相平 | 側躺肩胛骨盡量外展 25G35mm 針往外斜刺 注意氣胸 | 站著,雙臂鬆散地垂兩側。 慢慢地,深深吸氣,慢慢提高雙臂直到頭上方。保持5秒鐘。同時慢慢呼氣降低雙臂回兩側。 重複3-6次,每日至少三次。 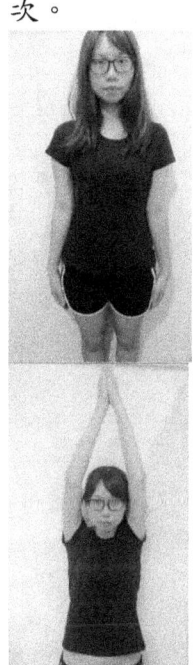 |

斜角肌			天鼎	25G35mm	
前斜角肌 起點 C3-6橫突，止點在第一根肋骨的前面． **中斜角肌** 起點 C2-6橫突，止點第一根肋骨的側面。 **後斜角肌** 起點在 C4-6節的橫突，止點在第二根肋骨上。 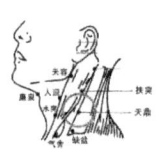 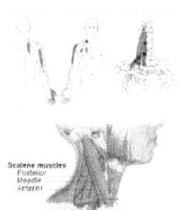	1.肩痛延伸到膏肓痛 2.上胸部痛 3.上臂背側疼痛 4.前臂橈側痛 5.腕背側及手背橈側痛 6.拇指食指疼痛 7.胸廓出口症候群 可能會出現包括手麻、上肢肌肉無力、上肢末端冰冷等症狀	1.過度的咳嗽 2.大口喘氣（患有哮喘，肺氣腫，或者支氣管炎或肺炎特別容易有問題） 3.工作長時間頭轉向一側 4.趴睡的頭轉向一側 5.背著沉重的背包或錢包 6.身穿緊身領或領帶。 7.提重物 8.游泳 9.鞭甩症候群 10.長短腳 11.外傷	頸外側部，胸鎖乳突肌後緣，當結喉旁，扶突與缺盆連線的中點處。	針直刺	左側痛 採坐姿,頭偏向右側,再以右手放左側耳上部按壓 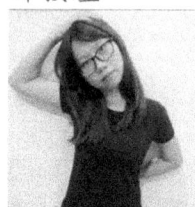

胸髂肋肌-T6　起點在下方的六根肋骨，終點在最上方的六根肋骨 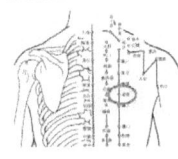 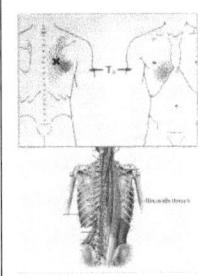	1. 胸部疼痛　2. 背部膏肓下區痛　3. 上肩膀酸痛	1. 長時間坐姿(旅行)　2. 疲勞又背重物或背部吹寒風　3. 突然彎腰同時轉身　4. 鞭甩症候	譩譆-　T6旁開3寸(4指幅)	25G35mm　針往下斜刺　注意氣胸	仰臥,屈膝向胸,兩手握住膝蓋,使臀部離開地面 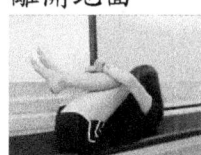
胸髂肋肌-T6	1. 胸部疼痛　2. 背部膏肓下區痛	1. 長時間坐姿(旅行)　2. 疲勞又背	譩譆-　T6旁開3寸	25G35mm　針往下斜刺	仰臥,屈膝向胸,兩手握住膝蓋,

鎖骨下肌	1. 肩前痛,胸前痛, 2. 上臂前面疼痛 3. 前臂橈側痛 4. 2-3手指內側疼痛 5. 拇指橈側痛	1. 用你的雙臂在面前工作,保持你的肩膀向前用力(使用電鋸,看書,寫字,起吊重物,電腦,駕駛) 2. 彎腰駝背 3. 以手臂為枕頭側睡	氣戶 鎖骨中點下緣凹陷處,距前正中線4寸。 俞府 鎖骨下緣,胸正中線(璇璣)旁開2寸凹陷處。	25G35mm 針往鎖骨正下方直刺 注意氣胸	盤腿坐姿,雙腿交錯,手心向下,手指向後,離臀部約30公分。向後傾斜,保持手臂伸直至上半身伸展
起於肩下的第一肋骨 止於鎖骨中間 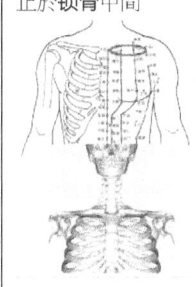 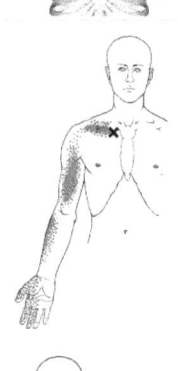 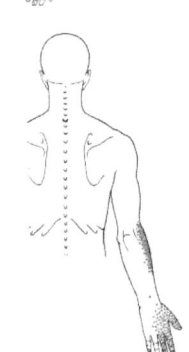					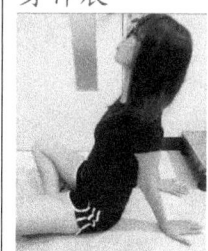

側胸痛

前鋸肌

起點從上往下數的第一到第八肋骨上。

止点在肩胛骨的內側和下角的前面。

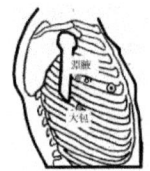

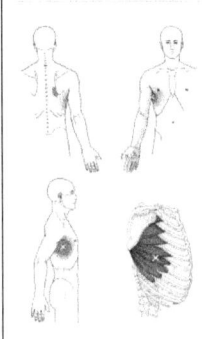

肋間肌

起於肋骨下緣

止於下一肋上緣

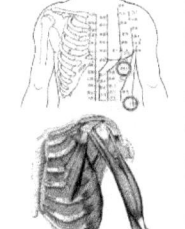

闊背肌上部

起於下六個胸椎

止於肱骨結節

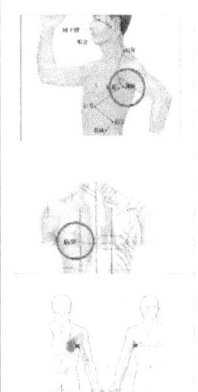

主要肌肉	常見症狀	原因	治療點	特殊事項	復健伸展 STRETCH
前鋸肌 起點從上往下數第一到第八肋骨上。 止點在肩胛骨的內側和下角的前面。	1. 中段側胸部痛 2. 乳房疼痛敏感 3. 背部膏肓下段疼痛 4. 氣短/呼吸困難 5. 內側踝疼痛 6. 尺側腕及掌疼痛 7. 4-5手指掌側疼痛	1. 游泳 2. 網球 3. 體操 4. 快跑 5. 舉重物過頭 6. 伏地挺身 7. 劇咳 8. 突然用力轉方向盤 9. 換氣過度	大包 腋下6寸第六肋凹 淵腋 腋下3寸第四肋凹	25G35mm 針往肋骨邊緣直刺 注意氣胸	左側痛 坐椅子上,左手伸到椅背後,抓著椅子,身體往右施力

肌肉	症狀	原因	穴位	針刺	伸展
肋間肌 起於肋骨下緣 止於下一肋上緣 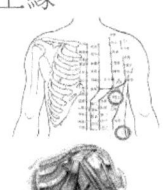	1. 前胸痛 深呼吸咳嗽打噴嚏更痛 2. 胸背部疼痛	1. 沒有熱身過度訓練， 2. 快速保齡球動作， 3. 標槍運動，賽艇運動和冰球運動， 4. 舉重，外傷， 5. 劇咳，笑或打噴嚏， 6. 不良姿勢	**期門** 當乳頭直下，第6肋間隙，前正中線旁開4寸。 **章門穴** 於人體的側腹部，當第11肋游離端的下方。 **天應穴**-各肋間疼痛點	25G35mm 針往肋間肌直刺 注意氣胸	雙手直伸到頭上，身體往不痛邊側彎，伸展 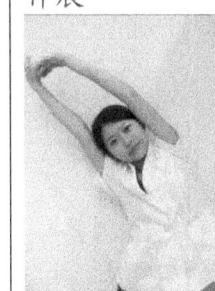
闊背肌上部 起於下六個胸椎 止於肱骨結節 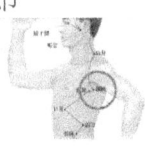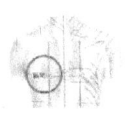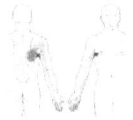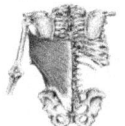	1. 上部經常性胸背痛，抬舉重物過頭上放置時更痛， 2. 膏肓下區痛， 3. 上臂背部尺側痛， 4. 前臂腕尺區痛， 5. 4-5手指尺側痛 （下部-前肩痛，側胸腹痛）	1. 需要連續或重複抬高肩膀活動（划船游泳投擲或投球球 揮動棒球棒網球拍 鏟泥土或雪劈柴） 2. 拖拉重物需要手臂向上拉或按下 3. 手臂緊貼身軀用手掌撐住體重或從矮椅子站用手臂支撐體重 4. 拔草並施扭力 5. 內衣太緊	**淵腋** 腋下3寸第四肋凹 **膈關** 背部第7胸椎棘突下（至陽）旁開3寸處。內與膈俞，外與肩胛骨下角相平。	25G35mm 針往闊背肌直刺（以左手捏起肌肉） 注意氣胸	用右手，把左肘拉向右耳邊，上身往右側彎，讓左邊伸展 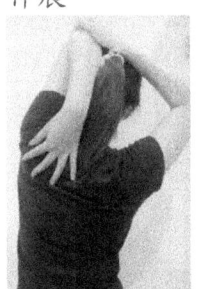

肩臂指痛 胸廓出口症候群,旋轉肌袖

後上鋸肌

起於 C6-T3

止於第2-5肋後緣

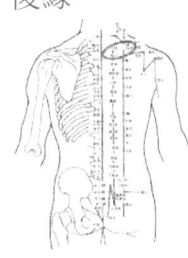

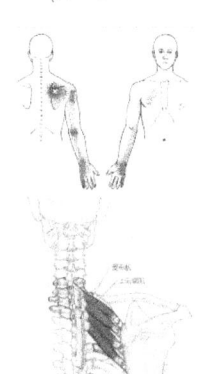

斜角肌

前斜角肌

起點 C3-6橫突,

止點在第一根肋骨的前面.

中斜角肌

起點 C2-6橫突,

止點第一根肋骨的側面。

後斜角肌

起點在 C4-6節的橫突,

止點在第二根肋骨上。

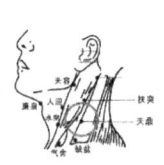

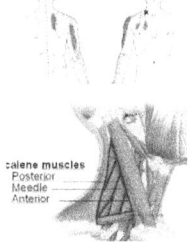

小斜角肌

起點 C7 椎橫突,少數有部分纖維 起于 C6椎橫突,向下向外

止於第 1 肋骨的前斜角肌止點的後外側,止點寬度等於前、中斜角肌間的距離。

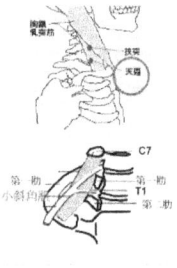

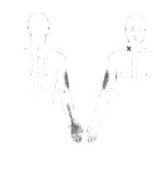

胸小肌

起於3-5肋骨
止於肩胛喙突

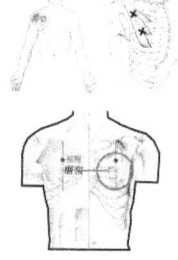
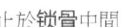

鎖骨下肌

起於肩下的第一肋骨

止於锁骨中間

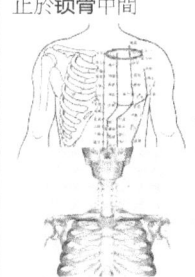

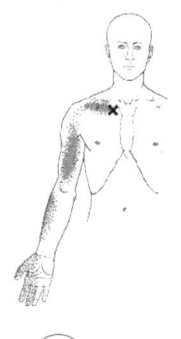

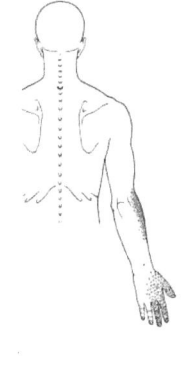

肱肌	肱三頭肌	闊背肌	棘下肌	棘上肌
起於肱骨骨幹前側 止於尺骨喙突	長頭 起於肩胛骨肩髃下結節 止於尺骨鷹嘴突	上部 起於下六個胸椎 止於肱骨結節	起於棘下窩 止於肱骨大節結	起點棘上窩 止點肱骨大節結
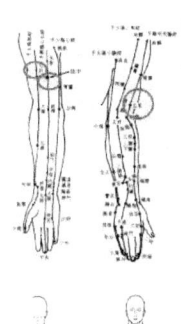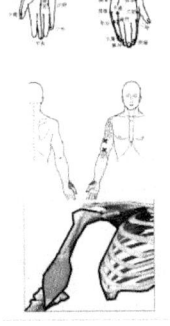	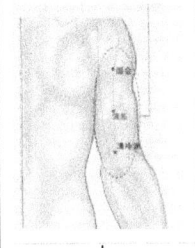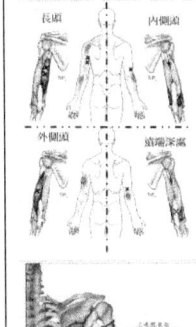	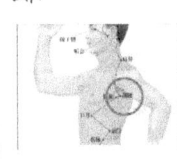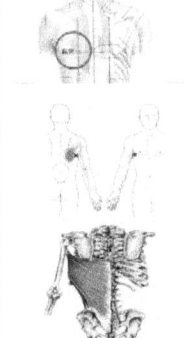	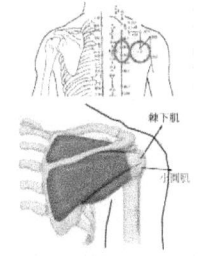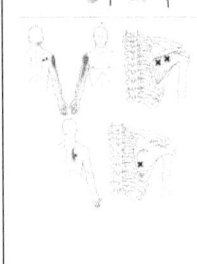	肌肉部 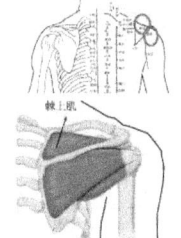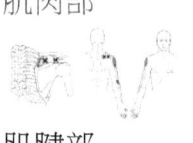 肌腱部 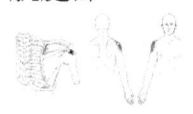

主要肌肉	常見症狀	原因	治療點	特殊事項	復健伸展 STRETCH
後上鋸肌 起於 C6-T3 止於第2-5肋後緣	1.伸長手臂提起物品或患側側躺痛 肩胛骨下疼痛 疼痛持續，即使在休息 2.偶爾會感到胸部肌肉疼痛 3.膏肓上區痛 4.肩膀酸痛沿著手臂背部疼痛 5.內側髁疼痛 6.鷹嘴疼痛 7.前臂尺側痛 8.疼痛的手腕 9.手腕背側痛 10.小指痛	1.呼吸困難（哮喘，肺氣腫，支氣管炎，肺炎） 2.體育活動喘氣 3.換氣過度 4.在過高書桌寫字	附分 -T2旁開3寸當肩胛骨內緣 風門 背部第二胸椎棘突下旁開1.5寸處，約與肩胛骨上角相平	側躺肩胛骨盡量外展 25G35mm 針往外斜刺 注意氣胸	站著,雙臂鬆散地垂兩側。慢慢地,深深吸氣,慢慢提高雙臂直到頭上方。保持5秒鐘。同時慢慢呼氣降低雙臂回兩側。重複3-6次,每日至少三次。

斜角肌	症狀	成因	天鼎	針刺	按壓
斜角肌 **前斜角肌** 起點 C3-6 橫突，止點在第一根肋骨的前面. **中斜角肌** 起點 C2-6 橫突，止點第一根肋骨的側面。 **後斜角肌** 起點在 C4-6 節的橫突，止點在第二根肋骨上。 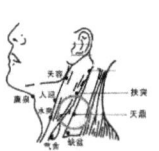 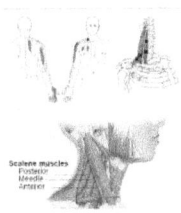	1. 肩痛延伸到膏肓痛 2. 上胸部痛 3. 上臂背側疼痛 4. 前臂橈側痛 5. 腕背側及手背橈側痛 6. 拇指食指疼痛 7. 胸廓出口症候群 可能會出現包括手麻、上肢肌肉無力、上肢末端冰冷等症狀。	1. 過度的咳嗽 2. 大口喘氣（患有哮喘，肺氣腫，或者支氣管炎或肺炎特別容易有問題） 3. 工作長時間頭轉向一側 4. 趴睡的頭轉向一側 5. 背著沉重的背包或錢包 6. 身穿緊身領或領帶。 7. 提重物 8. 游泳 9. 鞭甩症候群 10. 長短腳 11. 外傷	**天鼎** 頸外側部，胸鎖乳突肌後緣，當結喉旁，扶突與缺盆連線的中點處。	25G35mm 針直刺	左側痛 採坐姿,頭偏向右側,再以右手放左側耳上部按壓 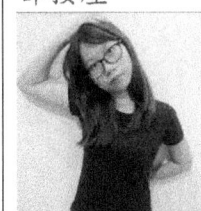

小斜角肌					
起點 C7 椎橫突，少數有部分纖維 起于 C6 椎橫突，向下向外 止於第 1 肋骨的前斜角肌止點的後外側，止點寬度等於前、中斜角肌間的距離。 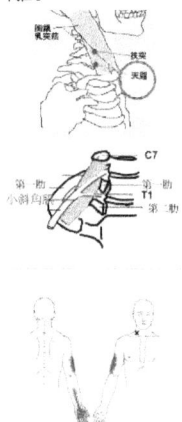	胸廓出口症候群 上臂外側痛延伸到大拇麻木感	1. 提重物 2. 游泳 3. 突然大咳 4. 鞭甩症候群 5. 長短腳 6. 外傷	**天鼎** 頸外側部，胸鎖乳突肌後緣，當結喉旁，扶突與缺盆連線的中點處。	25G35mm 針直刺	稍息姿勢雙手放背後，右手抓住左手，左肩下垂，頭往右慢慢偏轉保持10-15秒每天重複循環三次 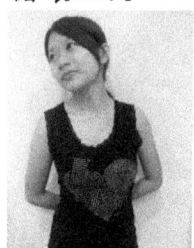

| 胸小肌 起於3-5肋骨 止於肩胛喙突 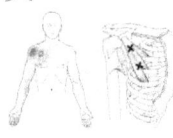 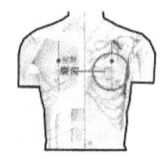 | 1. 手前伸並往上抬與肩同高時會痛無法往前往上舉
2. 胸痛前燒灼感和刺痛
疼痛在肩部的前面
3. 過敏性乳頭/乳房疼痛
4. 肘內側髁疼痛
5. 前臂尺側疼痛
6. 腕掌內側疼痛
7. 內臂，內肘向下行進到入第四和第五手指內側麻木
8. 手指背疼痛 | 1. 在身體前方起吊重物保持你的肩膀向前滾動或拉升
2. 保持你的雙臂向前工作（計算機計算機駕駛和騎馬）
3. 把東西推離身體
4. 伏地挺身
5. 肩背著沉重的錢包或背包
6. 鞭甩症候
7. 劇咳或縮胸
8. 過度換氣
9. 呼吸困難
10. 胸罩鋼圈太緊 | **膺窗**-
胸正中線旁開四寸第3肋下緣 | 25G35mm 針往外斜刺
注意氣胸 | 擴胸,右手彎曲往上舉45度貼在門框,身體再往前擴胸
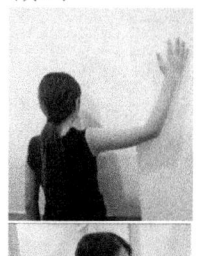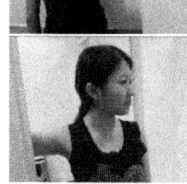 |

鎖骨下肌					
鎖骨下肌 起於肩下的第一肋骨 止於鎖骨中間 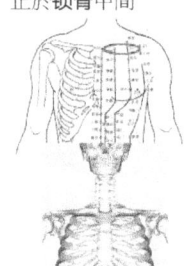 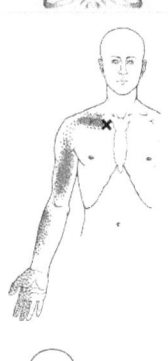 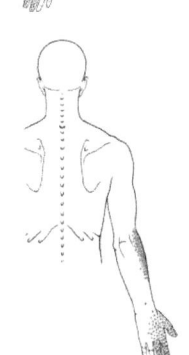	1.肩前痛,胸前痛, 2.上臂前面疼痛 3.前臂橈側痛 4.2-3手指內側疼痛 拇指橈側痛	1.用你的雙臂在面前工作,保持你的肩膀向前用力(使用電鋸,看書,寫字,起吊重物,電腦,駕駛) 2.彎腰駝背 3.以手臂為枕頭側睡	氣戶 鎖骨中點下緣凹陷處,距前正中線4寸。 俞府 鎖骨下緣,胸正中線(璇璣)旁開2寸凹陷處。	25G35mm 針往鎖骨正下方直刺 注意氣胸	盤腿坐姿,雙腿交錯,手心向下,手指向後,離臀部約30公分。向後傾斜,保持手臂伸直至上半身伸展 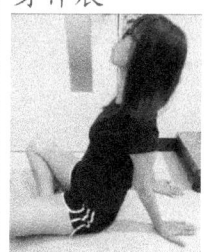

| 肱肌 起於肱骨骨幹前側 止於尺骨喙突 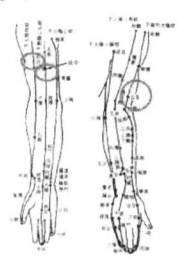 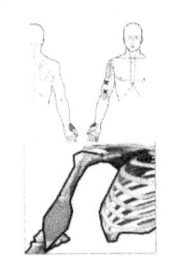 | 1. 上臂前肩疼痛 2. 肘疼痛彎曲困難 3. 拇指及手腕橈側痛 4. 麻木刺痛（感覺遲鈍） | 1. 手肘以彎曲姿勢提重物 2. 長時間提熨斗燙衣服 3. 抱起孩子 4. 舉起沉重的工具 5. 在電腦前工作 6. 引體向上 7. 手指撥彈吉他雙簧管，單簧管，薩克斯 | **手五里** -曲池上3寸 **肱中** -天泉穴下二寸五分，在肱二頭肌正中 **天府** -在腋前皺壁上端下3寸，肱二頭肌橈側緣取穴。簡便取法：臂向前平舉，俯頭鼻尖接觸上臂側處是穴 | 25G35mm 針手五里將肱二頭肌往內側推後直刺 | 跪坐姿勢下兩手臂伸直，兩手掌反向平放於地面後以身體的重量微放置於兩手上。 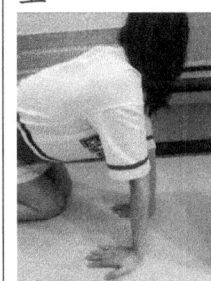 |
| 肱三頭肌長頭 起於肩胛骨肩髃下結節 止於尺骨鷹嘴突 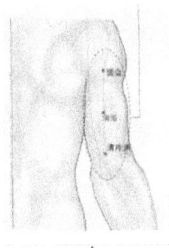 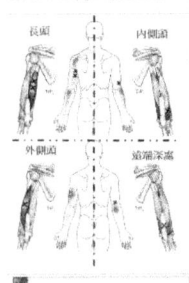 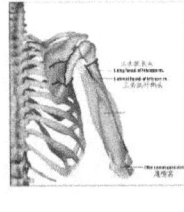 | 1. 用力伸直手肘時,肩膀後面酸痛，頸底部痛, 2. 上手臂背面疼痛 3. 鷹嘴疼痛 4. 前臂背側疼痛 5. 痛入第四和第五手指背面 | 1. 網球羽球反拍球落空 2. 高爾夫 3. 揮動棒球棒 4. 重複向下推東西 5. 開手排頻換檔 6. 寫字另一手壓著書 7. 用力地拿著東西下來。 8. 使用太長拐杖 | **消濼** -腋後紋往下四指幅當肱三頭肌腹中間 **臑會** -肩髎下3寸三角肌後下緣 | 25G35mm 針直刺 | 左手往後頸伸,右手將左肘托向後方 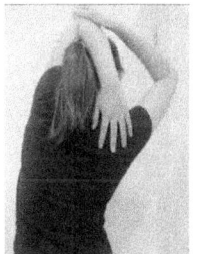 |

肌肉	症狀	原因	穴位	針法	伸展
闊背肌 上部 起於下六個胸椎 止於肱骨結節 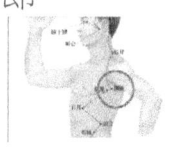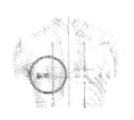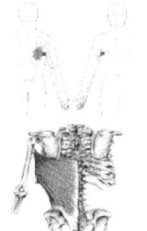	1. 上部經常性胸背痛, 抬舉重物過頭上放置時更痛, 2. 膏肓下區痛, 3. 上臂背部尺側痛, 4. 前臂腕尺區痛, 5. 4-5手指尺側痛 (下部-前肩痛, 側胸腹痛)	1. 需要連續或重複抬高肩膀活動 (划船游泳投擲或投球球 揮動棒球棒網球拍 鏟泥土或雪劈柴) 2. 拖拉重物需要手臂向上拉或按下 3. 手臂緊貼身軀用手掌撐住體重或從矮椅子站用手臂支撐體重 4. 拔草並施扭力 5. 內衣太緊	淵腋 腋下3寸第四肋凹 膈關 背部第7胸椎棘突下(至陽)旁開3寸處。內與膈俞, 外與肩胛骨下角相平。	25G35mm 針往闊背肌直刺(以左手捏起肌肉) 注意氣胸	用右手, 把左肘拉向右邊, 左手掌貼著頸後, 上身往右側彎 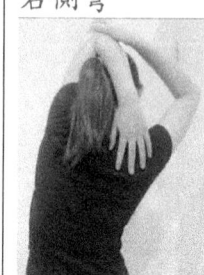
棘下肌 起於棘下窩 止於肱骨大節結 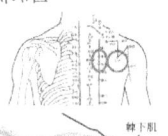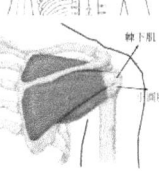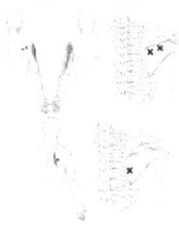	一般部 1. 上背, 肩, 手臂痛: 前面肩痛, 沿著上臂前側, 前臂橈側, 及拇指虎口前後面; 2. 手無法扣內衣後扣, 及伸入褲後口袋; 握拳無力 肌腱部 膏肓痛	1. 油漆天花板, 2. 長時間握方向盤, 3. 躺床上手過度伸往後上開燈拿東西, 4. 溜冰手往後拉著別人 5. 打網球發球太用力, 6. 用力丟球	一般部 天宗穴 棘下窩正中凹陷處 肌腱部 神堂穴 當第5胸椎棘突下, 旁開3寸。 膏肓穴 當第四胸椎棘突下, 左右四指寬處 (或左右旁開三寸), 肩胛骨內側	天宗穴 25G35mm 針直刺 神堂穴。膏肓穴- 循肩胛骨緣往外斜刺 注意氣胸	左手掌放右肩上, 右手托住左手肘, 往上推, 伸展左肩胛 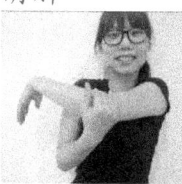

棘上肌					
棘上肌 起點棘上窩 止點肱骨大節結 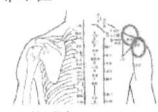 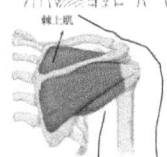 肌肉部 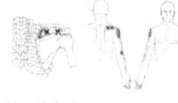 肌腱部 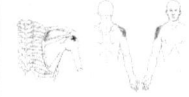	1. 肩膀僵硬, 2. 肩關節喀聲, 3. 三角肌區痛,沿外側,到外上髁痛,到前臂橈側痛； 4. 手往上舉梳頭刷牙受限,手往旁提舉會劇痛；	1. 繪畫, 2. 在電腦前工作, 3. 長時間駕駛 4. 提旅行箱, 5. 油漆 6. 提重物手伸直與肩同高 7. 網球 8. 高爾夫球	肌肉部 秉風 肩胛棘上窩中央,天宗直上,舉臂有凹陷處。 巨骨 當鎖骨肩峰端與肩胛棘之間凹陷處 肌腱部 臑俞 腋後紋頭直上,肩胛棘下緣凹陷中。 肩髎 肩髃後方,當臂外展時,於肩峰後下方呈現凹陷處	肌肉部- 25G35mm 針直刺; 肌腱部- 可用25G50mm 針直刺	將左手反背至後方,右手扣住左側腕關節,並輕拉往右側。 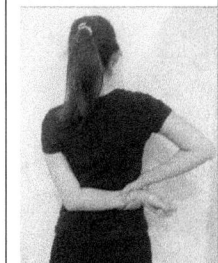

旋轉肌袖

　　旋轉肌群包含了棘上肌(Supraspinatus)、棘下肌(Infraspinatus)、小圓肌(Teres minor)、肩胛下肌(Subscapularis)，與三角肌協同運作，讓環肩帶得以做出複雜的三度空間動作；旋轉肌群的損傷，直接影響到肩關節的穩定度，進而造成不同程度的功能性障礙。

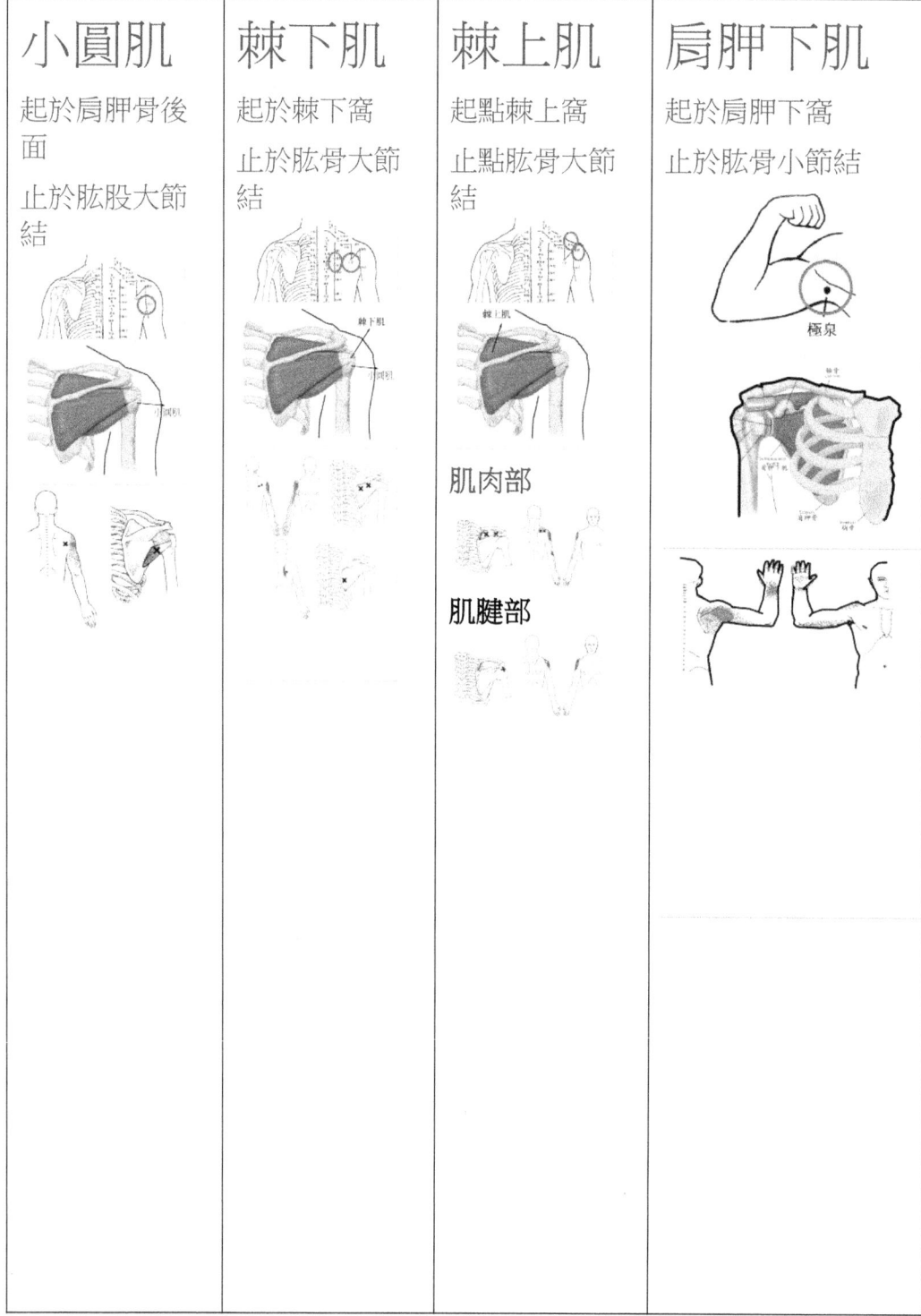

小圓肌	棘下肌	棘上肌	肩胛下肌
起於肩胛骨後面	起於棘下窩	起點棘上窩	起於肩胛下窩
止於肱股大節結	止於肱骨大節結	止點肱骨大節結	止於肱骨小節結
		肌肉部	
		肌腱部	

主要肌肉	常見症狀	原因	治療點	特殊事項	復健伸展 STRETCH
小圓肌 起於肩胛骨後面 止於肱股大節結	1.疼痛朝向上臂的後部 2.肩背部(肩貞穴)疼痛或酸痛 3.嚴重者傷側不能臥位 4.偶有手指(無名指,小指)麻涼感	1.將手臂向後用力 2.投球棒球賽艇,划皮艇運動 3.胳膊超過頭上時間過長(油漆天花板) 4.手臂在身體前方的時間過長(開車) 5.手臂支撐在身體前方,以避免東西從上面墜落掉; 6.投擲、拋物或 7.受風著涼	肩貞 正坐垂肩位,在肩關節后下方,當上臂內收時,當腋后紋頭直上1寸處取穴。	25G35mm 針靠肩胛骨方向直刺 注意氣胸	屈肘,右臂置於頭後,左手握右手腕並輕拉,直到感覺到拉伸。 保持10-15秒。每天至少3次,每次重複3遍。

棘下肌 起於棘下窩 止於肱骨大節結 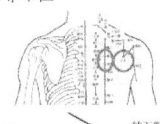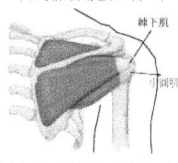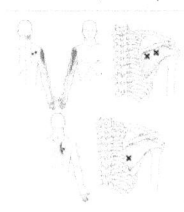	一般部 上背,肩,手臂痛: 1. 前面肩痛,沿著上臂前側,前臂橈側,及拇指虎口前後面; 2. 手無法扣內衣後扣,及伸入褲後口袋; 3. 握拳無力 肌腱部 膏肓痛	1. 油漆天花板 2. 長時間握方向盤 3. 躺床上手過度伸往後上開燈拿東西 4. 溜冰手往後拉著別人 5. 打網球發球太用力 6. 用力丟球	一般部 天宗穴 棘下窩正中凹陷處 肌腱部 神堂穴 當第5胸椎棘突下,旁開3寸。 膏肓穴 當第四胸椎棘突下,左右四指寬處(或左右旁開三寸),肩胛骨內側	天宗穴 25G35mm 針直刺 神堂穴。膏肓穴-循肩胛骨緣往外斜刺 **注意氣胸**	左手掌放右肩上,右手托住左手肘,往上推,伸展左肩胛 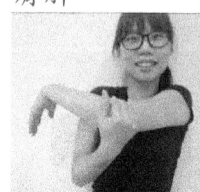
棘上肌 起點棘上窩 止點肱骨大節結 肌肉部 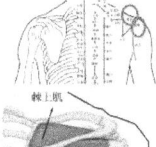 肌腱部 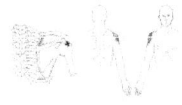	1. 肩膀僵硬, 2. 肩關節喀聲, 3. 三角肌區痛,沿外側,到外上髁痛,到前臂橈側痛; 4. 手往上舉梳頭刷牙受限,手往旁提舉會劇痛;	1. 繪畫, 2. 在電腦前工作, 3. 長時間駕駛 4. 提旅行箱, 5. 油漆 6. 提重物手伸直與肩同高 7. 網球 8. 高爾夫球	肌肉部 秉風 肩胛棘上窩中央,天宗直上,舉臂有凹陷處。 巨骨 當鎖骨肩峰端與肩胛棘之間凹陷處 肌腱部 臑俞 腋後紋頭直上,肩胛棘下緣凹陷中。 肩髎 肩髃後方,當臂外展時,於肩峰後下方呈現凹陷處	肌肉部-25G35mm 針直刺; 肌腱部-可用25G50mm 針直刺	將左手反背至後方,右手扣住左側腕關節,並輕拉往右側。 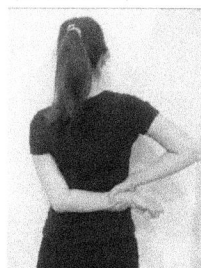

| 肩胛下肌 起於肩胛下窩 止於肱骨小節結 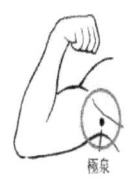 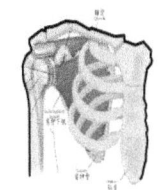 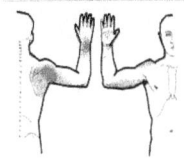 | 1. 肩胛部痠痛沉重常向上臂後側及腕部放射 2. 疼痛在肩胛骨區 3. 疼痛在上臂的後部 4. 疼痛可以向下延伸上臂的後部 5. 手腕的腕背持續疼痛與觸痛 | 1. 游泳划船 2. 投球棒球網球太用力 3. 拉小提琴，吉他， 4. 向側面跌倒 5. 睡在一邊 6. 手臂長時間石膏固定不動 | **極泉** 腋窩頂點，腋動脈搏動處，舉臂開腋取之 **肩胛下肌止點** **針法**：肱骨小結節壓痛處直刺1.5~3寸。 **肩胛下肌外側** **針法**：患者反坐於靠背椅上或仰臥位，患肢盡量外展上舉或將手置于頭後，從腋窩內後壁循肩胛骨前緣進針，向內後上方緊貼肩胛骨面刺入1.5~3寸（切勿刺入胸腔），得氣後行捻針術使肩胛部酸脹為宜 | 25G35mm **針**向肩峰方向直刺0.5~1寸 **注意氣胸** | 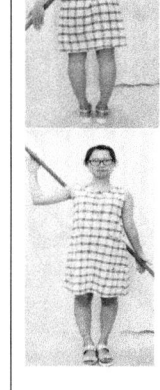 將一把掃帚放背後，用左手抓桿端，掌心朝外，肱骨抬高到肩膀的高度。 ·右手輕輕推掃帚向前增加外旋的程度。保持至少15秒。 保持脊柱正直。 |

上臂

斜角肌	小斜角肌	闊背肌上部	闊背肌下部	棘上肌
前斜角肌 起點 C3-6 橫突， 止點在第一根肋骨的前面. **中斜角肌** 起點 C2-6橫突， 止點第一根肋骨的側面。 **後斜角肌** 起點在 C4-6節的橫突， 止點在第二根肋骨上。 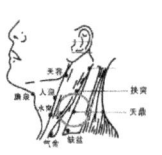 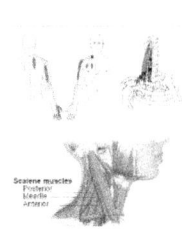	起點 C7 椎橫突，少數有部分纖維 起于 C6 椎橫突，向下向外 止於第 1 肋骨的前斜角肌止點的後外側，止點寬度等於前、中斜角肌間的距離。 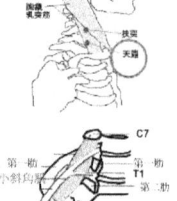 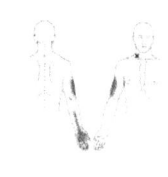	起於下六個胸椎 止於肱骨結節 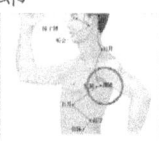 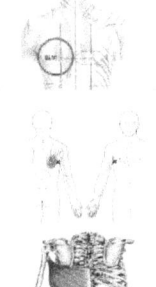	起於所有腰薦椎棘突髂骨嵴 止於肱骨結節 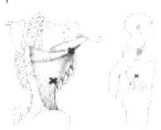 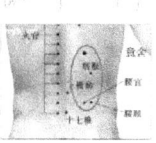	起點棘上窩 止點肱骨大節結 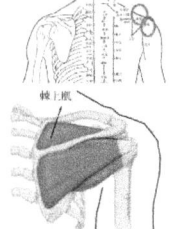 肌肉部  肌腱部 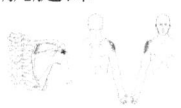

棘下肌	大圓肌	肩胛下肌	三角肌	喙肱肌
起於棘下窩 止於肱骨大節結 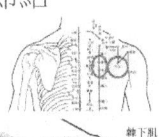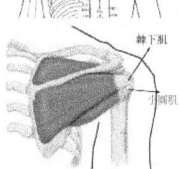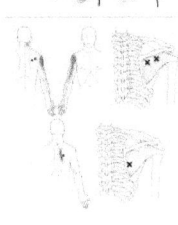	起於肩胛骨後面下面，止於肱骨節結 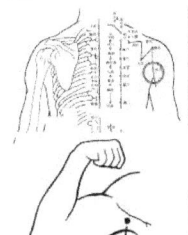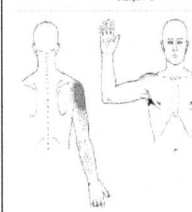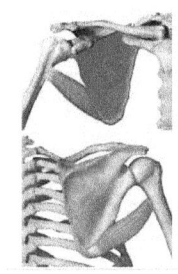	起於肩胛下窩 止於肱骨小節結 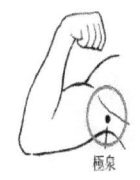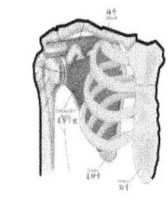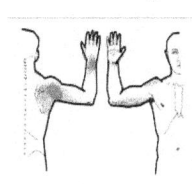	前部 起於鎖骨外側止於肱骨三角肌結節 後部 起於肩胛骨外側止於肱骨三角肌結節 中部 起於肩峰止於肱骨三角肌結節 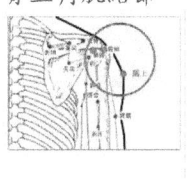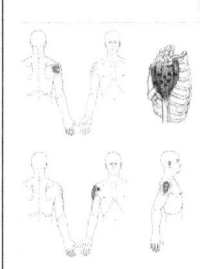	起於肩胛骨喙突 止於肱骨內側 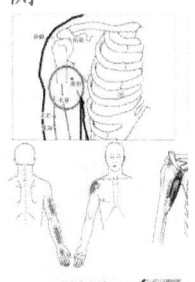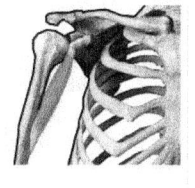

肱二頭肌	肱肌	肱三頭肌	肱三頭肌	肘肌
起於長頭肩胛盂腔上緣短頭喙突 止點都在橈骨結節 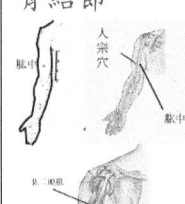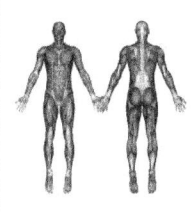	起於肱骨骨幹前側 止於尺骨喙突 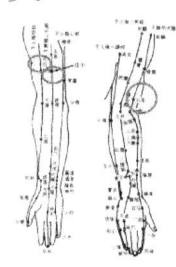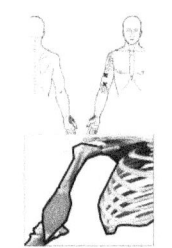	長頭 起於肩胛骨肩髃下結節 止於尺骨鷹嘴突 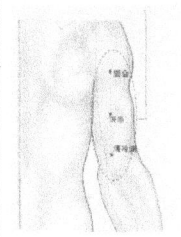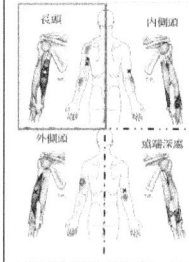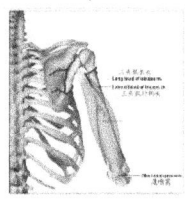	外側頭 起於肱骨後面 止於尺骨鷹嘴突 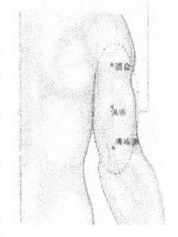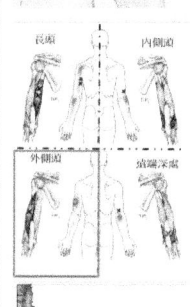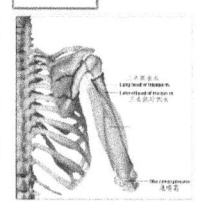	起於肱骨外側髁 止於尺骨鷹嘴突側面 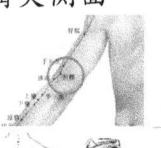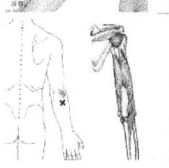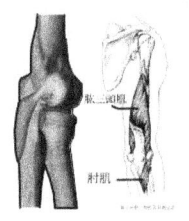

主要肌肉	常見症狀	原因	治療點	特殊事項	復健伸展 STRETCH
斜角肌 **前斜角肌** 起點 C3-6橫突， 止點在第一根肋骨的前面. **中斜角肌** 起點 C2-6橫突， 止點第一根肋骨的側面。 **後斜角肌** 起點在 C4-6節的橫突， 止點在第二根肋骨上。	1. 肩痛延伸到膏肓痛 2. 上胸部痛 3. 上臂背側疼痛 4. 前臂橈側痛 5. 腕背側及手背橈側痛 6. 拇指食指疼痛 7. 胸廓出口症候群 可能會出現包括手麻、上肢肌肉無力、上肢末端冰冷等症狀。	1. 過度的咳嗽 2. 大口喘氣（患有哮喘，肺氣腫，或者支氣管炎或肺炎特別容易有問題） 3. 工作長時間頭轉向一側 4. 趴睡的頭轉向一側 5. 背著沉重的背包或錢包 6. 身穿緊身領或領帶。 7. 提重物 8. 游泳 9. 鞭甩症候群 10. 長短腳 11. 外傷	**天鼎** 頸外側部，胸鎖乳突肌後緣，當結喉旁，扶突與缺盆連線的中點處。	25G35mm 針直刺	右側痛 採坐姿頭偏向左側再以左手放右側耳上部按壓

小斜角肌					
起點 C7 椎橫突，少數有部分纖維 起于 C6 椎橫突，向下向外

止於第 1 肋骨的前斜角肌止點的後外側，止點寬度等於前、中斜角肌間的距離。

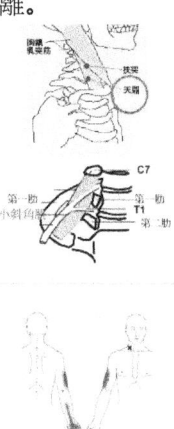 | 胸廓出口症候群 上臂外側痛延伸到大拇麻木感 | 提重物
游泳
突然大咳
鞭甩症候群
長短腳
外傷 | **天鼎**
頸外側部，胸鎖乳突肌後緣，當結喉旁，扶突與缺盆連線的中點處。 | 25G35mm 針直刺 | 稍息姿勢雙手放背後,右手抓住左手,左肩下垂,頭往右慢慢偏轉保持10-15秒每天重複循環三次

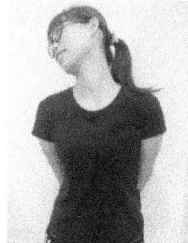 |

| 闊背肌 上部 起於下六個胸椎 止於肱骨結節 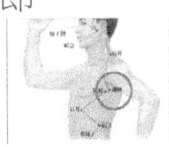 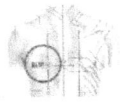 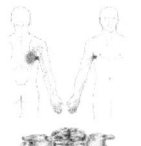 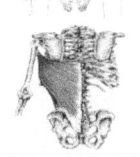 | 上部 1. 經常性胸背痛,抬舉重物過頭上放置時更痛, 2. 膏肓下區痛, 3. 上臂背部尺側痛, 4. 前臂腕尺區痛, 5. 4-5手指尺側痛 (下部-前肩痛,側胸腹痛) | 1. 需要連續或重複抬高肩膀活動(划船游泳投擲或投球揮動棒球棒網球拍鏟泥土或雪劈柴) 2. 拖拉重物需要手臂向上拉或按下 3. 手臂緊貼身軀用手掌撐住體重或從矮椅子站用手臂支撐體重 4. 拔草並施扭力 5. 內衣太緊 | 淵腋 腋下3寸第四肋凹 膈關 背部第7胸椎棘突下(至陽)旁開3寸處。內與膈俞,外與肩胛骨下角相平。 | 25G35mm 針往闊背肌直刺(以左手捏起肌肉) 注意氣胸 | 用右手,把左肘拉向頸後右邊,上身往右側彎 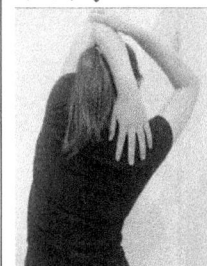 |
| 闊背肌 下部 起於所有腰薦椎棘突髂骨嵴止於肱骨結節 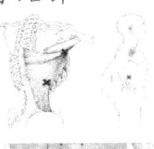 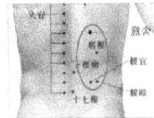 | 下部 1. 前肩痛 2. 側胸腹痛 (上部 經常性胸背痛/抬舉重物過頭上放置時更痛/膏肓下區痛/上臂背部尺側痛/前臂腕尺區痛/4-5手指尺側痛) | 1. 拖拉重物 2. 手臂緊貼身軀用手掌撐住體重 3. 或從矮椅子站起用手臂支撐體重 4. 丟球 5. 拔草並施扭力 6. 內衣太緊 | 痞根 在腰部,當第1腰椎棘突下,旁開3.5寸 意舍 背部第11胸椎棘突下旁開3寸 腰眼穴 在人體位于腰部第四腰椎棘突左右3—4寸的凹陷處。 阿是穴 胸側10肋凹中 | 25G35mm 針往闊背肌直刺或斜刺 注意氣胸 | 雙手上舉伸直用左手,把右手拉向左邊,上身往左側彎 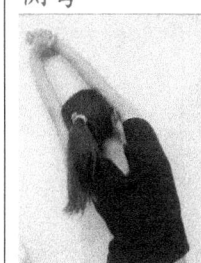 |

肌肉	症狀	原因	穴位	針法	伸展
棘上肌 起點棘上窩 止點肱骨大節結 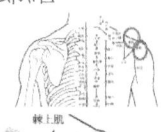 肌肉部 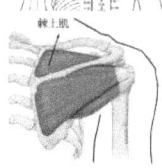 肌腱部 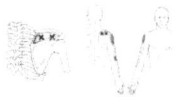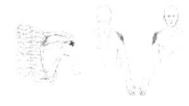	1. 肩膀僵硬, 2. 肩關節喀聲, 3. 三角肌區痛,沿外側,到外上髁痛,到前臂橈側痛; 4. 手往上舉梳頭刷牙受限,手往旁提舉會劇痛;	1. 繪畫, 2. 在電腦前工作, 3. 長時間駕駛 4. 提旅行箱, 5. 油漆 6. 提重物手伸直與肩同高 7. 網球 8. 高爾夫球	肌肉部 秉風 肩胛棘上窩中央,天宗直上,舉臂有凹陷處。 巨骨 當鎖骨肩峰端與肩胛棘之間凹陷處 肌腱部 臑俞 腋後紋頭直上,肩胛棘下緣凹陷中。 肩髎 肩髃後方,當臂外展時,於肩峰後下方呈現凹陷處	肌肉部- 25G35mm針直刺; 肌腱部- 可用25G50mm針直刺	將左手反背至後方,右手扣住左側腕關節,並輕拉往右側。 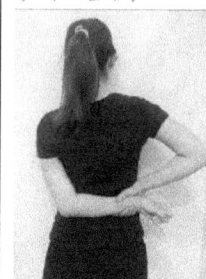
棘下肌 起於棘下窩 止於肱骨大節結 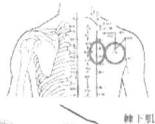 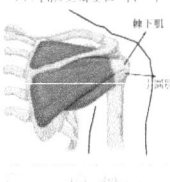 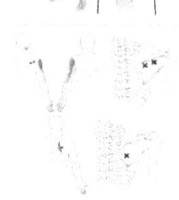	一般部 上背,肩,手臂痛: 前面肩痛,沿著上臂前側,前臂橈側,及拇指虎口前後面; 4. 手無法扣內衣後扣,及伸入褲後口袋; 5. 握拳無力 肌腱部 膏肓痛	1. 油漆天花板 2. 長時間握方向盤 3. 躺床上手過度伸往後上開燈拿東西 4. 溜冰手往後拉著別人 5. 打網球發球太用力 6. 用力丟球	一般部 天宗穴 棘下窩正中凹陷處肌腱部 神堂穴 當第5胸椎棘突下,旁開3寸。 膏肓穴 當第四胸椎棘突下,左右四指寬處(或左右旁開三寸),肩胛骨內側	天宗穴 25G35mm針直刺 神堂穴及 膏肓穴-循肩胛骨緣往外斜刺 注意氣胸	左手掌放右肩上右手托住左手肘往上推伸展左肩胛 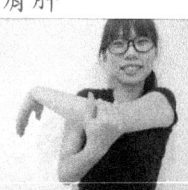

大圓肌					
起於肩胛骨後面下面,止於肱骨節結 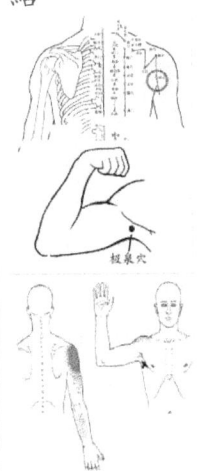 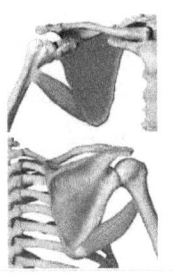	1.手臂前伸穿衣時腋下痛或三角肌或肩膀後部或上臂的後部疼痛 2.疼痛跳過手肘,並繼續向下到前臂背面。	1.運動需要下巴向上拉或手臂往下按, 2.太用力伸長手臂如轉方向盤 3.單槓 4.游泳 5.揮拍 6.高舉小孩 7.划船 8.投擲或投球 9.劈柴	**極泉**穴 腋窩頂點,腋動脈搏動處,舉臂開腋取之 **肩貞** 正坐垂肩位,在肩關節后下方,當上臂內收時,當腋后紋頭直上1寸處取穴。	25G35mm 針直刺 注意氣胸	站著舉高雙手過頭.抓著患側手腕.往健側方向伸展身體保持直挺不要彎前或後 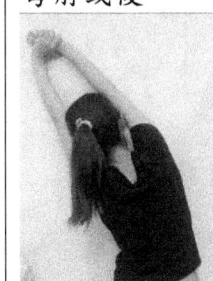

肌肉	症狀	成因	穴位	針法	伸展
肩胛下肌 起於肩胛下窩 止於肱骨小節結 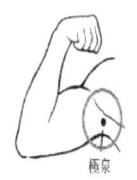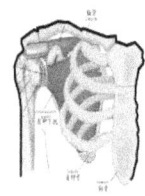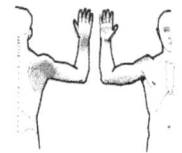	1.肩胛部痠痛沉重常向上臂後側及腕部放射 2.疼痛在肩胛骨區 3.疼痛在上臂的後部 4.疼痛可以向下延伸上臂的後部 5.手腕的腕背持續疼痛與觸痛	1.游泳划船 2.投球棒球網球太用力 3.拉小提琴，吉他， 4.向側面跌倒 5.睡在一邊 6.手臂長時間石膏固定不動	極泉 腋窩頂點，腋動脈搏動處，舉臂開腋取之 肩胛下肌 止點針法：肱骨小結節壓痛處直刺1.5~3寸。 肩胛下肌外側針法：患者反坐於靠背椅上或仰臥位，患肢盡量外展上舉或將手置于頭後，從腋窩內後壁循肩胛骨前緣進針，向內後上方緊貼肩胛骨面刺入1.5~3寸(切勿刺入胸腔)，得氣後行捻針術使肩胛部酸脹為宜	25G35mm 針向肩峰方向直刺0.5～1寸 注意氣胸	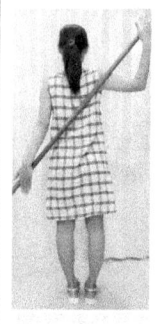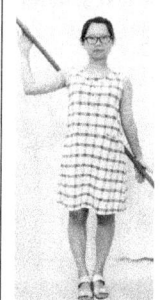 將一把掃帚放背後，用左手抓桿端，掌心朝外，肱骨抬高到肩膀的高度。 ・右手輕輕推掃帚向前增加外旋的程度。保持至少15秒。保持脊柱正直。

三角肌 **前部** 起於鎖骨外側 止於肱骨三角肌結節 **後部** 起於肩胛骨外側 止於肱骨三角肌結節 **中部** 起於肩峰 止於肱骨三角肌結節 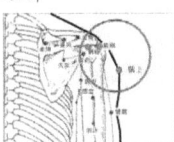 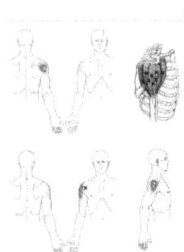	**前部** 手臂向前向旁提起時痛 **後部** 手臂向側面抬起痛 **中部** 手臂向側面抬起痛	**前部** 1.摔倒時抓住欄杆 2.長時間抬高上臂做事或抬重 **後部** 1.划船滑雪 2.過度使用木杖 **中部** 手臂反覆向旁邊張開	前部 **肩髃** 三角肌上，臂外展或向前平伸時，當肩峰前外方凹陷處 後部 **肩髎** 肩後三角肌上部，肩峰後下方，舉臂外展時呈凹陷處 中部 **臑上** 三角肌正中点；正坐垂臂取穴。	25G35mm 針向三角肌方向斜刺或直刺（**臑上**）	**前部** 痛側站在門框旁邊 將手抬與肩平拉著框柱。往前走過門口，直到感到肌肉輕微的張力 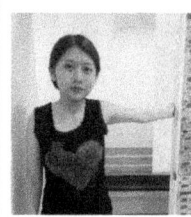 **後部** 直立,左臂伸直橫貼胸前. 右手抓住左肘,往身體右側,向內向下壓. 維持 15-30 秒. 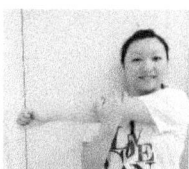 **中部** 站立，右胳膊放到背後，彎曲左手肘成90度。用你的右手抓住你的左腕拉向右肩。並保持15-30秒。 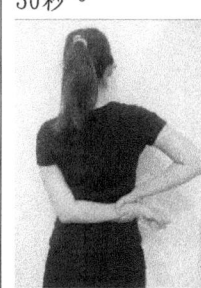

喙肱肌 起於肩胛骨喙突 止於肱骨內側 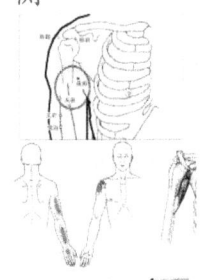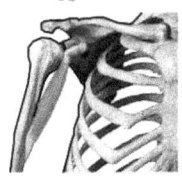	1. 疼痛在肩關節三角肌區的上臂的前面 2. 上下手臂背面痛延伸至手掌背延伸到中指 3. 彎曲肘部困難 4. 手無法轉背後抓另一手 5. 無法抬高手臂過頭(梳頭)	1. 過度使用。包括體操吊環,胸部鍛煉。俯地挺身攀岩或爬繩扔球 2. 高爾夫球 3. 網球 4. 伸出手臂和手掌朝上搬抬重物	**肩前(奇穴)** 垂肩,當腋前皺襞頭與肩鎖關節肩髃穴連線之中點 **天泉** 伸臂仰掌,在腋紋頭下2寸,肱二頭肌的長、短頭之間取穴	25G35mm 針直刺	手臂自然下垂,手心向後,保持手腕手肘不彎曲,慢慢張開手臂到75度,並在45度來回上下伸展 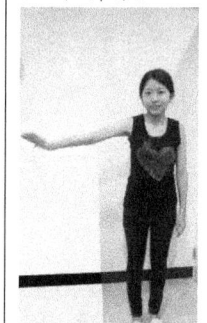 手掌與手肘貼住門框,身體與胸部往門內推入,手肘略低於肩部 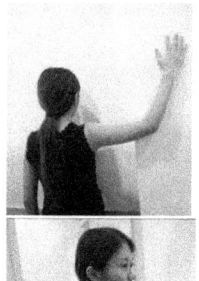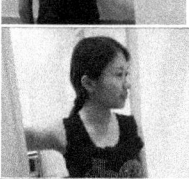

肱二頭肌	症狀	動作	穴位	針具	舒展
肱二頭肌 起於長頭肩胛盂腔上緣短頭喙突 止點都在橈骨結節 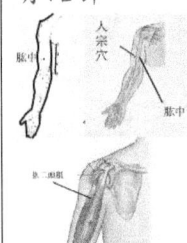 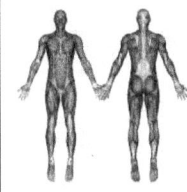	1. 肩部前面痛 2. 肩部的後部（頸部和肩部關節之間）疼痛 3. 疼痛在肘的摺痕 4. 疲軟的手臂 5. 上臂疼痛 6. 伸直手臂手掌朝下困難	1. 起吊重物, 2. 引體向上. 用肘部彎曲,即手臂重複扭曲。 3. 用螺絲刀 4. 拉小提琴 5. 發球或反拍擊球, 6. 鏟土	**肱中** 天泉穴下二寸五分,在肱二頭肌正中 董氏人宗穴在上臂肱骨內緣與肱二頭肌間之陷處,肘窩橫紋上三寸五分。	25G35mm 針直刺	雙臂往背後下方伸直,雙手交扣,慢彎抬高雙臂,維持伸直,保持20秒。重複此舒展三次,每天多次 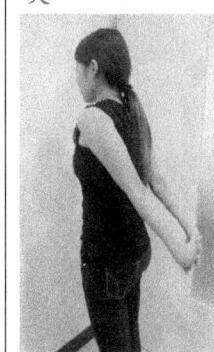

肱肌					
肱肌 起於肱骨骨幹前側 止於尺骨喙突 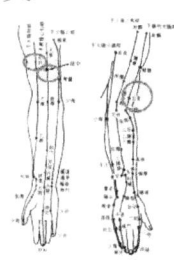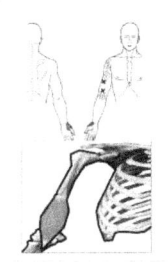	1.上臂前肩疼痛 2.肘疼痛彎曲困難 3.拇指及手腕橈側痛 4.麻木刺痛（感覺遲鈍）	1.手肘以彎曲姿勢提重物 2.長時間提熨斗燙衣服 3.抱起孩子 4.舉起沉重的工具 5.在電腦前工作 6.引體向上 7.手指撥彈吉他雙簧管，單簧管，薩克斯	手五里 曲池上3寸 肱中 天泉穴下二寸五分，正在肱二頭肌正中 天府 在腋前皺壁上端下3寸，肱二頭肌橈側緣取穴。 簡便取法：臂向前平舉，俯頭鼻尖接觸上臂側處是穴	25G35mm針手五里將肱二頭肌往內側推後直刺	跪坐姿勢下兩手臂伸直，兩手掌反向平放於地面後以身體的重量微放置於兩手上。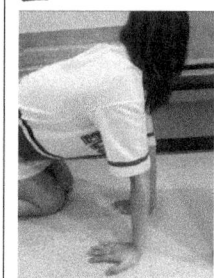

肱三頭肌 長頭 起於肩胛骨肩髃下結節 止於尺骨鷹嘴突 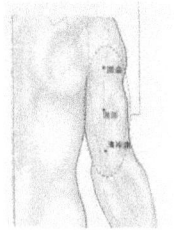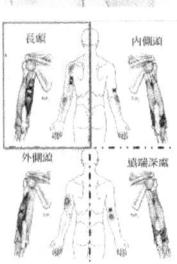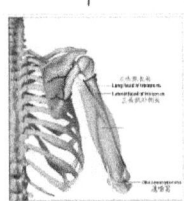	用力伸直手肘時， 1.肩膀後面酸痛， 2.頸底部痛， 3.上手臂背面疼痛 4.鷹嘴疼痛 5.前臂背側疼痛 6.痛入第四和第五手指背面	1.網球羽球反拍球落空 2.高爾夫 3.揮動棒球棒 4.重複向下推東西開手 5.排頻換檔 6.寫字另一手壓著書 7.用力地拿著東西下來。 8.使用太長拐杖	**消濼-** 腋後紋往下四指幅當肱三頭肌腹中間 **臑會-** 肩髎下3寸三角肌後下緣	25G35mm 針直刺	右手往後頸伸左手將右肘托向後方 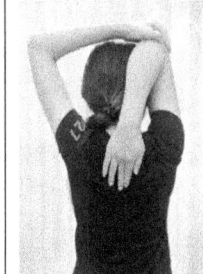
肱三頭肌	用力伸直手肘時，	1.網球羽球反拍球落空 2.高爾夫	**消濼-** 腋後紋往下	25G35mm 針直刺	右手往後頸伸左手將右肘托向後方

肱三頭肌 外側頭 起於肱骨後面 止於尺骨鷹嘴突 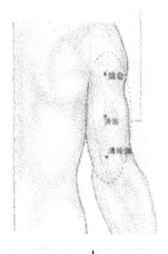 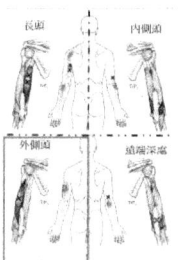 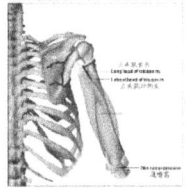	用力伸直手肘時， 1. 上臂背疼痛 2. 前臂背側疼痛 3. 尺側4-5手指背面疼痛	1. 網球羽球反拍球落空 2. 高爾夫 3. 揮動棒球棒 4. 重複向下推東西 5. 開手排頻換檔 6. 寫字另一手壓著書 7. 用力地拿著東西下來。 8. 使用太長拐杖	臑會 肩髎下三寸，當三角肌後下緣凹陷處。	25G35mm 針直刺	右手往後頸伸左手將右肘托向後方 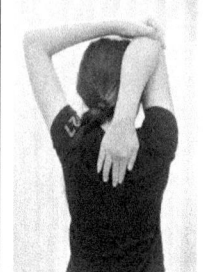

肘肌 起於肱骨外側髁 止於尺骨鷹嘴突側面 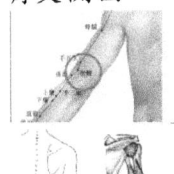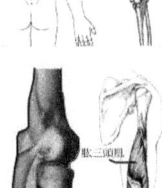	網球肘。 打高球網球伸直手肘會痛	1. 強力握住大而寬的重物 2. 划船 3. 開手排頻換檔 4. 使用太長拐杖 5. 肘關節突然極度外展伸直 6. 推門關閉 7. 寫字另一手壓著書 8. 握手時轉動手臂 9. 高爾夫 網球 羽球 10. 反拍球落空	**肘髎** 臂外側，屈肘時曲池上方1寸，肱骨邊緣凹陷處	25G35mm 針直刺	手心向上,雙肘平貼桌面上,身體向前傾,拉引胸部靠近桌面. 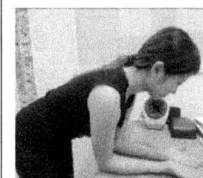

手肘區
肘尖部

肱三頭肌	肘肌
長頭 起於肩胛骨肩臼下結節 止於尺骨鷹嘴突 **遠端深部** 起於肱三頭肌所有起點 止於尺骨鷹嘴突 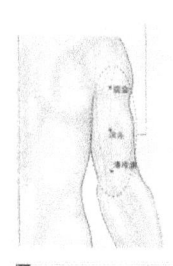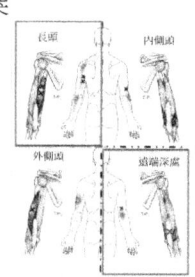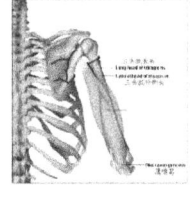	起於肱骨外側髁 **止於尺骨鷹嘴突側面** 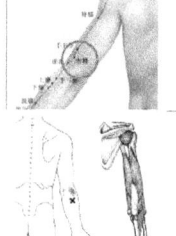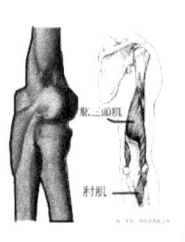

主要肌肉	常見症狀	原因	治療點	特殊事項	復健伸展 STRETCH
肱三頭肌 長頭 起於肩胛骨肩髃下結節 止於尺骨鷹嘴突 遠端深部 起於肱三頭肌所有起點 止於尺骨鷹嘴突	用力伸直手肘時, 1. 肩膀後面酸痛, 2. 頸底部痛, 3. 上手臂背面疼痛 4. 鷹嘴疼痛 5. 前臂背側疼痛 6. 痛入第四和第五手指背面	1. 網球羽球反拍球落空 2. 高爾夫 3. 揮動棒球棒 4. 重複向下推東西開手 5. 排頻換檔 6. 寫字另一手壓著書 7. 用力地拿著東西下來。 8. 使用太長拐杖	消濼- 腋後紋往下四指幅當肱三頭肌腹中間 臑會- 肩髎下3寸三角肌後下緣	25G35mm 針直刺	右手往後頸伸,左手將右肘托向後方

肘肌					
起於肱骨外側髁 止於尺骨鷹嘴突側面 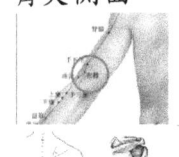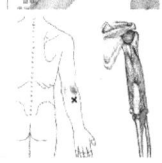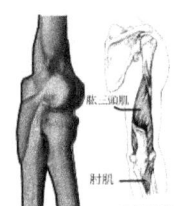	網球肘。 打高球網球伸直手肘會痛	1.強力握住大而寬的重物 2.划船 3.開手排頻換檔 4.使用太長拐杖 5.肘關節突然極度外展伸直 6.推門關閉 7.寫字另一手壓著書 8.握手時轉動手臂 9.高爾夫 網球 羽球 10.反拍球落空	肘髎 臂外側，屈肘時曲池上方1寸，肱骨邊緣凹陷處	25G35mm 針直刺	手心向上,雙肘平貼桌面上,身體向前傾,拉引胸部靠近桌面. 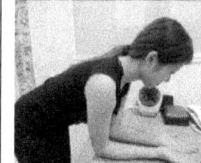

肱骨外上髁炎

（網球肘）

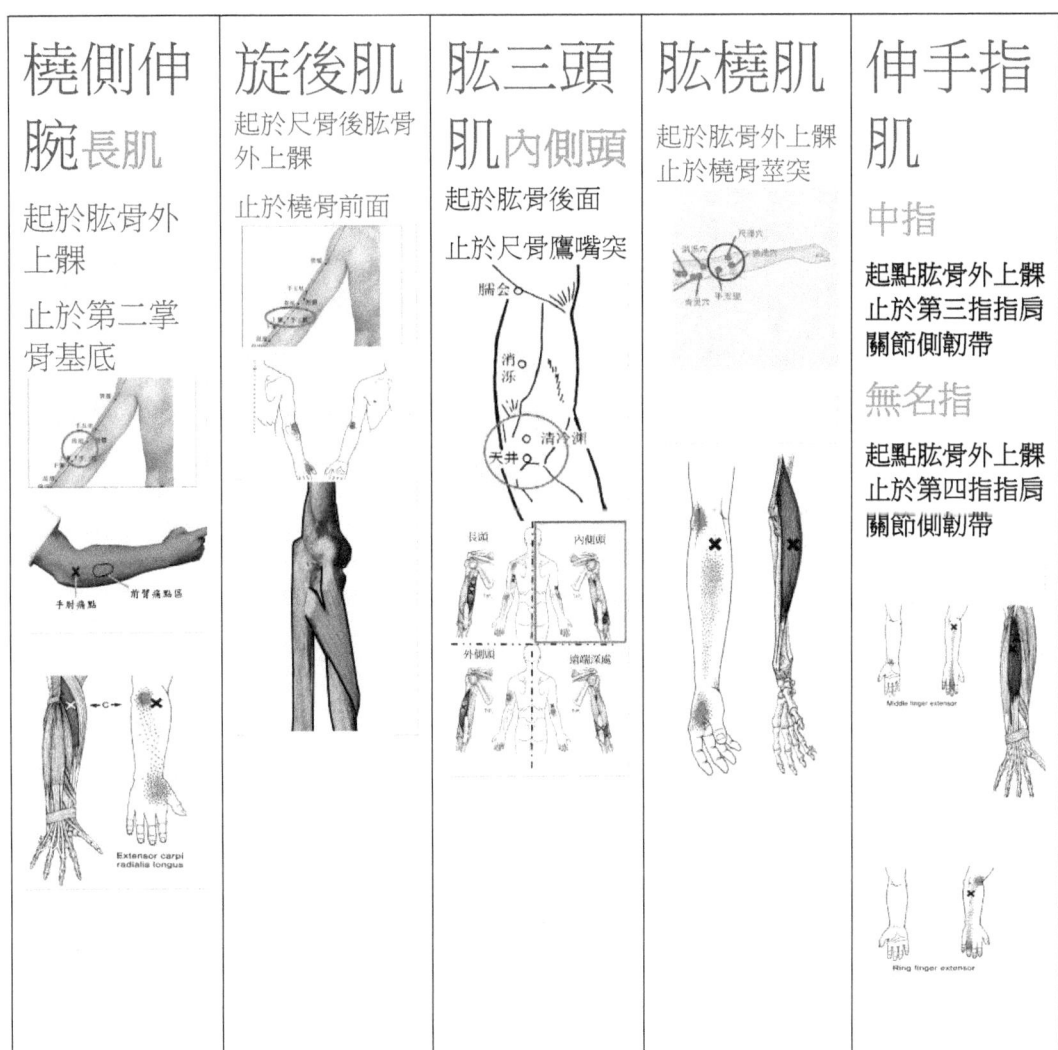

橈側伸腕長肌	旋後肌	肱三頭肌內側頭	肱橈肌	伸手指肌
起於肱骨外上髁 止於第二掌骨基底	起於尺骨後肱骨外上髁 止於橈骨前面	起於肱骨後面 止於尺骨鷹嘴突	起於肱骨外上髁 止於橈骨莖突	**中指** 起點肱骨外上髁 止於第三指指局關節側韌帶 **無名指** 起點肱骨外上髁 止於第四指指局關節側韌帶

主要肌肉	常見症狀	原因	治療點	特殊事項	復健伸展 STRETCH
橈側伸腕長肌 起於肱骨外上髁止於第二掌骨基底	1. 略高於肘部有灼熱感或疼痛感，下降到前臂，手腕，手背，虎口掌背痛，並進入拇指 2. 轉門把鎖螺絲手肘外側會痛 3. 握拳或拿拍子瓶子無力 4. 握手手肘外側會痛	1. 強力反覆抓著物品（錘，網球拍，鋼筆/鉛筆選舉握手） 2. 拉小提琴 3. 樂團指揮 4. 高爾夫 5. 網球 6. 長時間打字 7. 書寫痙攣 8. 針織和鉤編 9. 長時間燙衣服 10. 用鏟子鋤草 11. 工作需轉螺絲起子 12. 經常反手揮拍擊球	**曲池** 肘橫紋外側端 **手三里** 前臂背面橈側，肘橫紋下2寸處，當陽溪與曲池連線上，曲池下2寸	25G35mm 針直刺	痛側手臂伸直在前面， 用另一手握住，向地板彎曲手腕和手指,掌心朝內，施加輕柔的壓力， 持續10至30秒

旋後肌 起於尺骨後肱骨外上髁 止於橈骨前面 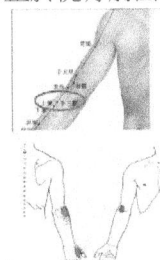	1. 肘關節疼痛 **2. 前臂背面近手肘處痛** 3. 外上髁疼痛 4. 橈側拇指刺痛或麻木	1. 打開蓋很緊瓶蓋 2. 或旋開很緊門把 3. 常握手 4. 用手撐乾衣物 5. 打網球一直伸直手肘擊球又沒打到中心點網球 6. 高爾夫球 7. 反覆捲髮 8. 鋤地 9. 縫製手工 10. 在電腦前工作 11. 拉小提琴 12. 廚師經常攪拌配料	**上廉** 前臂背面橈側，肘橫紋下3寸處。 **手三里** 前臂背面橈側，肘橫紋下2寸處	25G35mm 針直刺	患肢掌心朝下，用另一手握住手腕將患肢拇指轉向地板方向 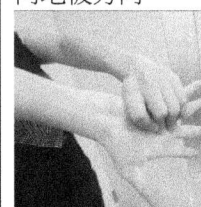
肱三頭肌內側頭 起於肱骨後面 止於尺骨鷹嘴突 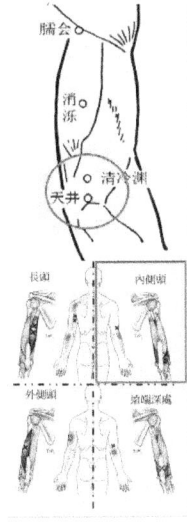	用力伸直手肘時 1. 肘背痛難彎曲， 2. 外側髁疼痛 3. 前臂背側疼痛 4. 第4-5指痛	1. 網球羽球反拍球落空 2. 高爾夫 3. 揮動棒球棒 4. 重複向下推東西 5. 開手排頻換檔 6. 寫字另一手壓著書 7. 用力地拿著東西下來。 8. 使用太長拐杖	**天井** 以手插腰，於肘尖（尺骨鷹嘴）後上方1寸凹陷處 **清冷淵** 上臂伸側面，屈肘時肘尖直上二寸，當天井上一寸	25G35mm 針直刺	右手往後頸伸，左手將右肘托向後方 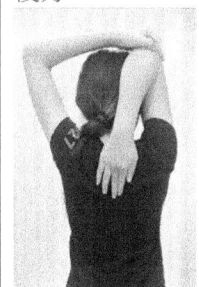

肌肉	症狀	誘發動作	穴位	針具	伸展
肱橈肌 起於肱骨外上髁 止於橈骨莖突 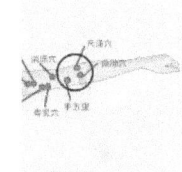 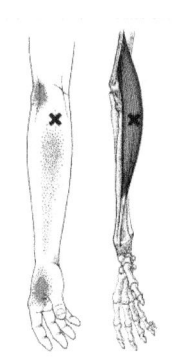	1. 肘關節疼痛 2. 外上髁疼痛 3. 橈側虎口及前臂痛 4. 轉門把,鎖螺絲,手肘外側會痛 5. 握拳或拿拍子,瓶子無力, 6. 握手手肘外側會痛	1. 重複和有力的抓握(選舉握手長時間寫作) 2. 長時間燙衣服 3. 園藝用鏟子鋤草 4. 工作需轉螺絲起子 5. 網球 6. 扔飛盤 7. 用錘打開罐子 8. 手工縫製 9. 針織	**尺澤** 肘橫紋中,肱二頭肌腱橈側凹陷處 **曲池** 肘橫紋外側端 **手五里** 臂外側,肩髃與曲池的連線上,曲池上3寸處	25G35mm 針直刺	跪坐姿勢下,兩手臂伸直,兩手掌反向平放於地面後,以身體的重量,微放置於兩手上。 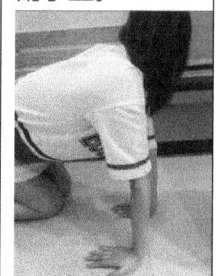
伸手指肌 中指 起點肱骨外上髁 止於第三指指肩關節側韌帶 無名指 起點肱骨外上髁 止於第四指指肩關節側韌帶 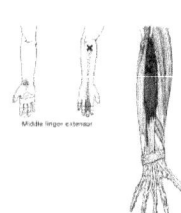 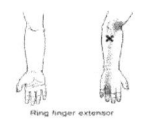	無名指:手指指背疼痛 中指:牽引手腕痛前臂背側痛 握拳會痛無力 手指僵硬 外側髁疼痛	1. 打字 2. 重複抓取物品(錘,網球拍,筆/鉛筆網球 3. 書寫痙攣 – 寫作或其他夾持小型儀器。 4. 針織和鉤編 5. 扭轉運動如使用螺絲刀或扭轉門把手。 6. 彈鋼琴 7. 木工 8. 使用手指工作	**四瀆** 前臂伸側面肘尖前五寸,尺、橈骨之間,當外關與肘尖連線上 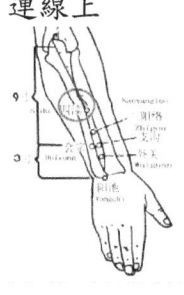	25G35mm 針直刺	痛側手臂伸直在前面,握拳背朝上, 用另一隻手握住,向地板彎曲手腕和手指,施加輕柔的壓力, 持續10至30秒 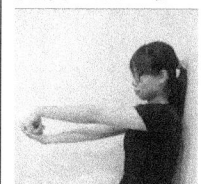

肱骨內上髁炎（高爾夫球肘）

主要肌肉	常見症狀	原因	治療點	特殊事項	復健伸展 STRETCH
橈側屈腕肌 起於肱骨內上髁 止於第2-3掌骨基底 尺側屈腕肌 起於內上髁鷹嘴突內側尺骨後面 止於豌豆骨 旋前圓肌 起於肱骨內上髁尺骨喙突內側止於橈骨中間側面	橈側屈腕肌 手腕內面中間偏橈側痛 尺側屈腕肌 1.尺側腕區痛 2.肘關節內側局限性疼痛、壓痛 3.屈腕無力 旋前圓肌 1.內上髁中點前方5-10公釐處，有時局部會腫脹發熱，寫字、握拳、使用滑鼠、或提重物時會加劇，甚至甩手都可能引發疼痛 2.拇指靠近手腕的內側疼痛，有時延伸到拇指的基部。 3.疼痛可能向上延伸朝向肘前臂的內側。	1.長時間抓握工具（棒球投手，高爾夫球、網球、保齡球、橄欖球、射箭、舉重等。） 2.有些職業，如木工、鉛管工及切肉工人。 3.需要手腕的扭轉運動：撐緊螺絲 4.長時間打字 5.家庭婦女	橈側屈腕肌-孔最 前臂掌面橈側，尺澤與太淵的連線上，腕橫紋上7寸處 尺側屈腕肌-土胃二穴 在少海穴下四寸處 腕橫紋至肘橫紋上1/3處旁離尺骨2指幅處 旋前圓肌-- 土頂穴-(曲澤下,肘橫紋中,肱二頭肌尺側緣凹陷)往下五分處; 曲陵穴-(尺澤直下1.5寸)	25G35mm 針直刺	屈肌群 患側屈肘,手掌張開,面向對側,手指朝上,以另一手將其壓往患側手肘方向 旋前圓肌 將痛側手,伸往前面,手心向上,,以另一手將其手指往下輕扳.

手腕區

尺側伸腕肌

起於上臂外側髁
止於第五掌骨基底尺側

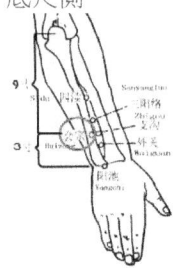
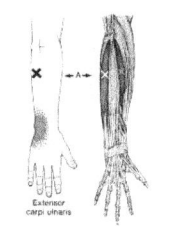

橈側伸腕短肌

起於上外側髁
止於第三掌骨基底背面

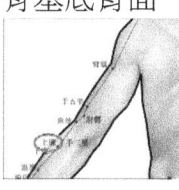
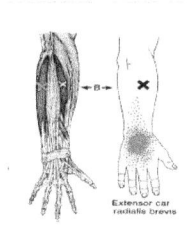

橈側伸腕長肌

起於肱骨外上髁
止於第二掌骨基底

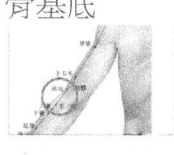
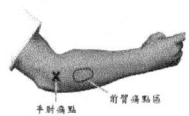
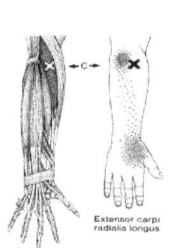

伸食指肌

起於尺骨遠端1/3背側
止於食指指間關節側面韌帶

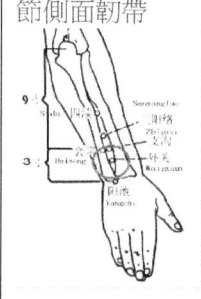
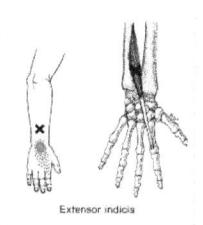

橈側屈腕肌

起於肱骨內上髁
止於第2-3掌骨基底

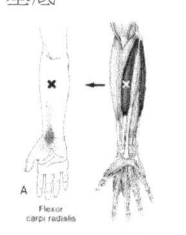

尺側屈腕肌

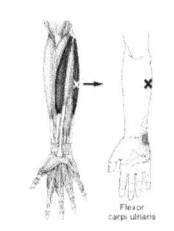

起於內上髁鷹嘴突內側尺骨後面

止於豌豆骨

旋前圓肌

起於肱骨內上髁尺骨喙突內側止於橈骨中間側面

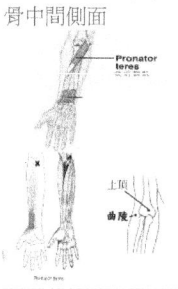

旋前方肌	外展拇長肌	對掌拇肌		
起於尺骨下方1/4 止於橈骨下方1/4 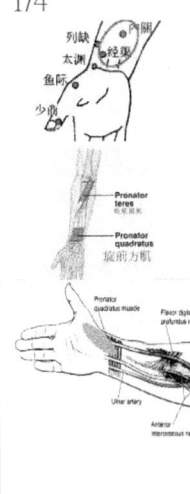	起於尺骨中間手背側 止於拇指掌骨近端 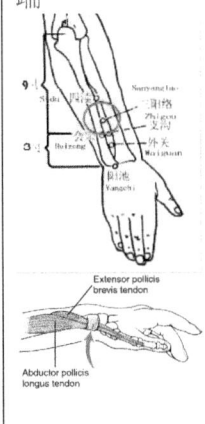	起於大多角骨 止於第一掌骨橈側手掌面 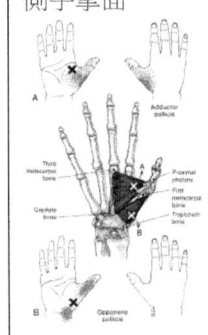		

主要肌肉	常見症狀	原因	治療點	特殊事項	復健伸展 STRETCH
尺側伸腕肌 起於上臂外側髁 止於第五掌骨基底尺側	1. 手腕的外側劇烈的疼痛和酸痛，感覺就像扭傷 2. 握手或轉門把或鎖螺絲手腕外側會痛 3. 握拳或拿拍子瓶子無力	1. 長時間用手腕工作 2. 強力和重複抓握一個大或寬的物品 3. 扭轉運動如使用螺絲刀或扭轉門把手。 4. 針織和鉤編 5. 高爾夫 6. 網球 7. 在電腦前工作 8. 握鋼筆或鉛筆的時間過長	會宗 在前臂背側，當腕背橫紋上3寸，支溝穴的尺側	25G35mm 針直刺	痛側手臂伸直在前面,手掌張開手心朝下, 用另一隻手握住,向地板彎曲手腕和手指，施加輕柔的壓力, 持續10至30秒
橈側伸腕短肌 起於上外側髁 止於第三掌骨基底背面	1. 在手背上有灼熱感或疼痛。 2. 疼痛有時會延伸到前臂的背面。 3. 當你扭動你的手腕,握手,轉門把,鎖螺絲,手腕背會痛 手和手指麻木和刺痛 4. 握拳或拿拍子瓶子無力	1. 強力和重複緊握物品選舉握手 2. 針織鉤編 3. 高爾夫 4. 網球 5. 長時間打字書寫或其他夾持小型儀器的動作 6. 扭轉運動如使用螺絲刀或扭轉門把手。 7. 長時間燙衣服 8. 用鏟子鋤草	上廉 前臂背面橈側，肘橫紋下3寸處。	25G35mm 針直刺	痛側手臂伸直在前面,手掌張開手心朝下, 用另一隻手握住,向地板彎曲手腕和手指，施加輕柔的壓力, 持續10至30秒

橈側伸腕長肌 起於肱骨外上髁 止於第二掌骨基底 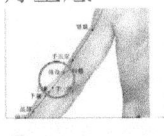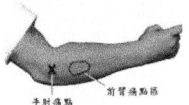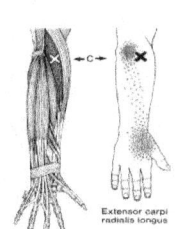	1. 略高於肘部有灼熱感或疼痛感,下降到前臂,手腕,手背,虎口掌背痛,並進入拇指 2. 轉門把鎖螺絲手肘外側會痛 3. 握拳或拿拍子瓶子無力 4. 握手手肘外側會痛	1. 強力反覆抓著物品（錘，網球拍，鋼筆/鉛筆選舉握手） 2. 拉小提琴 3. 樂團指揮 4. 高爾夫 5. 網球 6. 長時間打字 7. 書寫痙攣 8. 針織和鉤編 9. 長時間燙衣服 10. 用鏟子鋤草 11. 工作需轉螺絲起子 12. 經常反手揮拍擊球	**曲池** 肘橫紋外側端 **手三里** 前臂背面橈側，肘橫紋下2寸處，當陽溪與曲池連線上，曲池下2寸	25G35mm 針直刺	痛側**手臂伸直在前面**,手掌張開手心朝下, 用另一只手握住,向地板彎曲手腕和手指，施加輕柔的壓力, 持續10至30秒 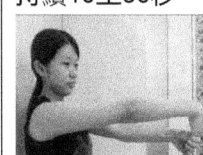
伸食指肌 起於尺骨遠端1/3背側 止於食指指間關節側面韌帶 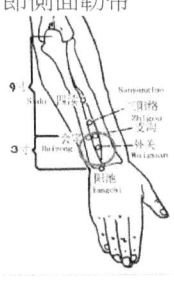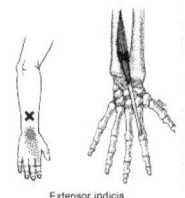	1. 手腕背面及手背痛 2. 手指指節 3. 僵硬疼痛 4. 握拳無力 5. 疼痛有時下降到大拇指 6. 大拇指彎曲時疼痛 7. 抽筋 8. 抓握時在大拇指的背面疼痛	1. 長時間用手指工作 2. 鋼琴家木工修理工 3. 在電腦前工作 4. 使用滑鼠 5. 針織。鉤針，縫紉 6. 夾住鋼筆或鉛筆的時間過長	**外關** 前臂伸側面腕背橫紋後二寸，尺骨與橈骨之間	25G35mm 針直刺	左手手心朝上,,用右手握住左手患指在掌內,往身體方向內彎 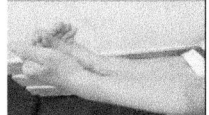

肌肉	症狀	原因	穴位	針法	伸展
橈側屈腕肌 起於肱骨內上髁 止於第2-3掌骨基底 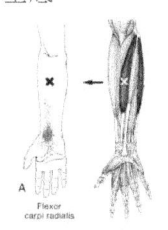 尺側屈腕肌 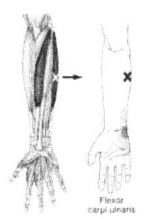 起於內上髁鷹嘴突內側尺骨後面 止於豌豆骨 旋前圓肌 起於肱骨內上髁尺骨喙突內側止於橈骨中間側面 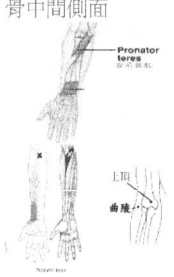	橈側屈腕肌 手腕內面中間偏橈側痛 尺側屈腕肌 1.尺側腕區痛 2.肘關節內側局限性疼痛、壓痛， 3.屈腕無力 旋前圓肌 1.內上髁中點前方5-10公釐處，有時局部會腫脹發熱，寫字、握拳、使用滑鼠、或提重物時會加劇，甚至甩手都可能引發疼痛 2.拇指靠近手腕的內側疼痛，有時延伸到拇指的基部。 3.疼痛可能向上延伸朝向肘前臂的內側。	1.長時間抓握工具（棒球投手，高爾夫球、網球、保齡球、橄欖球、射箭、舉重等。） 2.有些職業，如木工、鉛管工及切肉工人。 3.需要手腕的扭轉運動：撐緊螺絲 4.長時間打字 5.家庭婦女	橈側屈腕肌-孔最 前臂掌面橈側，尺澤與太淵的連線上，腕橫紋上7寸處 尺側屈腕肌-土胃二穴 在少海穴下四寸處 腕橫紋至肘橫紋上1/3處旁離尺骨2指幅處 旋前圓肌-土頂穴- (肘橫紋中，肱二頭肌尺側緣四陷)往下五分處;- 曲陵穴- (尺澤直下1.5寸)	25G35mm 針直刺 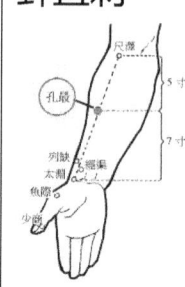	屈肌群 患側屈肘,手掌張開,面向對側,手指朝上,以另一手將其壓往患側手肘方向 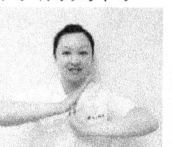 旋前圓肌 將痛側手,伸往前面,手心向上,,以另一手將其手指往下輕扳. 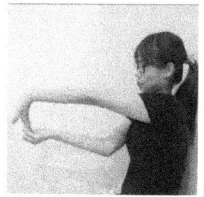

| 旋前方肌 起於尺骨下方1/4 止於橈骨下方1/4 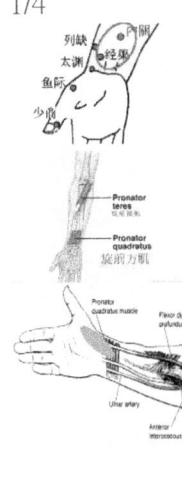 | 1. 旋前綜合徵 2. 拇指靠近手腕的內側疼痛，有時延伸到拇指和拇指的基部。 3. 手麻。 | 1. 需要手腕扭轉的運動：撐緊螺絲 網球 高爾夫球 扭毛巾、 2. 或是經常提舉重物 | **經渠** 前臂掌面橈側，橈骨莖突與橈動脈之間凹陷處，腕橫紋上1寸 **間使** 前臂掌側，腕橫紋上3寸，掌長肌腱與橈側腕屈肌腱之間 **內關** 前臂掌側，腕橫紋上2寸 | 25G35mm **針直刺** | 將患肢手掌心，面向自己臉部，用另一手握住，並慢慢使掌心往外轉,患肢大拇指是指往前面方向,維持30秒到1分鐘; 接著放鬆休息. 重覆 5~10 次,一天做 2~3 回 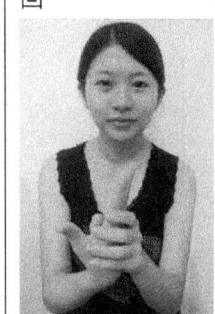 |

肌肉	病症	症狀	穴位	針具	伸展
外展拇長肌 起於尺骨中間手背側 止於拇指掌骨近端 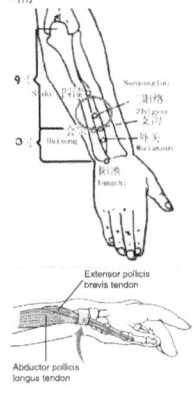	媽媽手 Quervain 病 疼痛及腫脹不適，會向上延伸到前臂，或向下延伸到拇指、無力擰毛巾，寫字、夾菜、翻書、轉瓶蓋等	1. 長時間哄抱嬰孩， 2. 頻繁為幼兒換尿片、洗澡及做家事 3. 哺乳期 4. 或更年期女性發病率高於平常，這可能與內分泌變化有關 5. 單手端著沉重餐盤的服務生、 6. 把書本上架的圖書館員工、 7. 常使用手機的「拇指族」 8. 從事長時間使用拇指壓、扣動作。 9. 長時間打字、握筆的文字工作者、 10. 美髮業者。	三陽絡 前臂伸側面，腕背橫紋後四寸，尺骨與橈骨之間，當陽池與肘尖的連線上	25G35mm 針直刺	其他四指將大姆指包住，手腕朝下施力，直到緊繃，維持此動作 15~20 秒鐘，接著放鬆休息，重覆 5~10 次，一天做 2~3 回 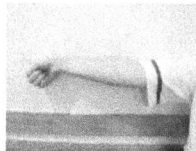
對掌拇肌 起於大多角骨 止於第一掌骨橈側手掌面 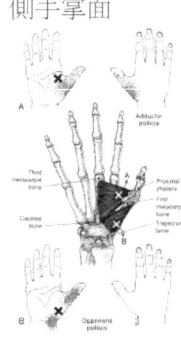	1. 扣釦子縫衣服寫字困難 2. 拇指橈側痛 3. 拇指疼痛和麻木刺痛（感覺遲鈍） 4. 橈側腕掌疼痛	1. 長時間使用拇指壓、扣動作。 2. 長時間打字、握筆的文字工作者、 3. 美髮業者。 4. 拔草 5. 縫紉 6. 演奏樂器，如小提琴，大提琴和吉他	魚際 手拇指本節（第1掌指關節）後凹陷處，當第1掌骨中點橈側，赤白肉際	25G35mm 針直刺	拇指張開，以另一手將它往後彎. 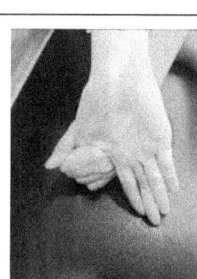

手部
手掌尺側

闊背肌上部	前鋸肌	後上鋸肌
起於下六個胸椎 止於肱骨結節 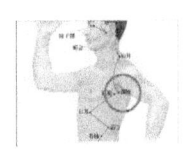 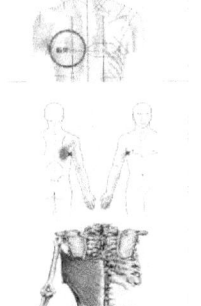	起於從上往下數的第一到第八肋骨上。止於肩胛骨內側和下角的前面 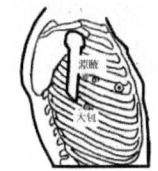 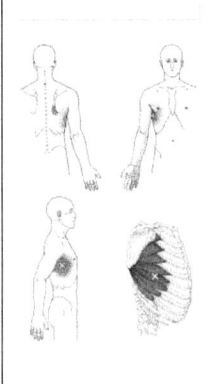	起於 C6-T3 止於第2-5肋後緣 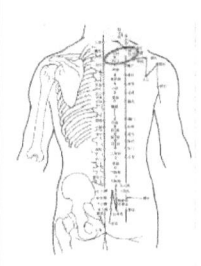 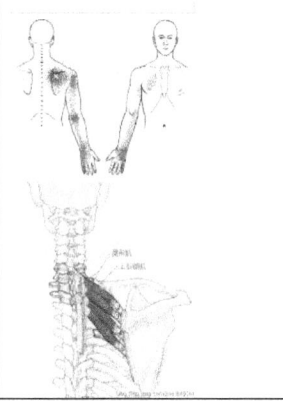

主要肌肉	常見症狀	原因	治療點	特殊事項	復健伸展 STRETCH
闊背肌 上部 起於下六個胸椎 止於肱骨結節	上部 1. 經常性胸背痛，抬舉重物過頭上放置時更痛， 2. 膏肓下區痛， 3. 上臂背部尺側痛， 4. 前臂腕尺區痛， 5. 4-5手指尺側痛 （下部-前肩痛，側胸腹痛）	1. 需要連續或重複抬高肩膀活動（划船游泳投擲或投球揮動棒球棒網球拍鏟泥土或雪劈柴） 2. 拖拉重物需要手臂向上拉或按下 3. 手臂緊貼身軀用手掌撐住體重或從矮椅子站用手臂支撐體重 4. 拔草並施扭力 5. 內衣太緊	淵腋 （腋下3寸第四肋凹） 膈關 背部第7胸椎棘突下（至陽）旁開3寸處。內與膈俞，外與肩胛骨下角相平。	25G35mm 針往闊背肌直刺（以左手捏起肌肉） 注意氣胸	用右手，把左肘拉向頸後左邊，上身往右側彎

前鋸肌					
起點從上往下數的第一到第八肋骨上。 止点在肩胛骨的內側和下角的前面。 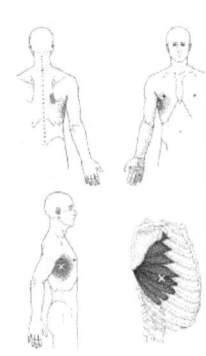	1. 中段側胸部痛 2. 乳房疼痛敏感 3. 背部膏肓下段疼痛 4. 氣短/呼吸困難 5. 內側踝疼痛 6. 尺側腕及掌疼痛 7. 4-5手指掌側疼痛	1. 游泳 2. 網球 3. 體操 4. 快跑 5. 舉重物過頭 6. 伏地挺身 7. 劇咳 8. 突然用力轉方向盤 9. 換氣過度	大包 （腋下6寸第六肋凹） 淵腋 （腋下3寸第四肋凹） 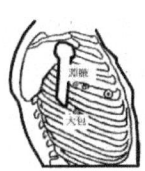	25G35mm 針往肋骨邊緣直刺 注意氣胸	左側痛,坐椅子上,左手伸到椅背後,抓著椅子,身體往右施力 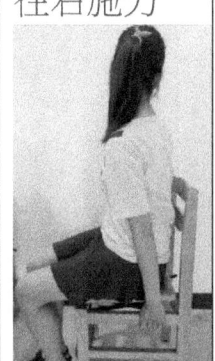

| 後上鋸肌 起於 C6-T3 止於第2-5肋後緣 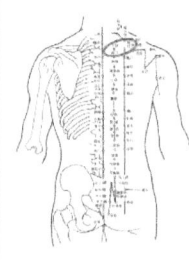 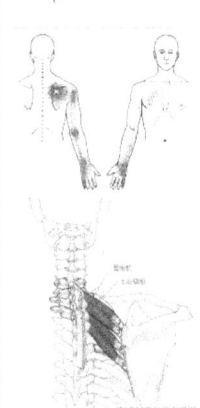 | 1. 伸長手臂提起物品或患側側躺痛 2. 肩胛骨下疼痛 疼痛持續，即使在休息 3. 偶爾會感到胸部肌肉疼痛 4. 膏肓上區痛 5. 肩膀酸痛沿著手臂背部疼痛 6. 內側髁疼痛 7. 鷹嘴疼痛 8. 前臂尺側痛 9. 疼痛的手腕 10. 手腕背側痛 11. 小指痛 | 1. 呼吸困難（哮喘，肺氣腫，支氣管炎，肺炎） 2. 體育活動喘氣 換氣過度 3. 在過高書桌寫字 | 附分- T2旁開3寸當肩胛骨內緣 **風門-** 背部第二胸椎棘突下旁開1.5寸處，約與肩胛骨上角相平 | 側躺肩胛骨盡量外展 25G35mm **針往外斜刺** **注意氣胸** 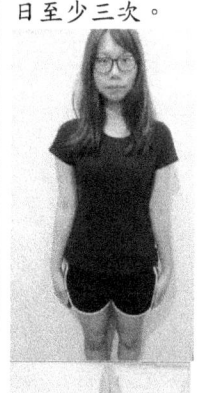 | 站著,雙臂鬆散地垂兩側。慢慢地,深深吸氣,慢慢提高雙臂直到頭上方。保持5秒鐘。同時慢慢呼氣降低雙臂回兩側。重複3-6次,每日至少三次。 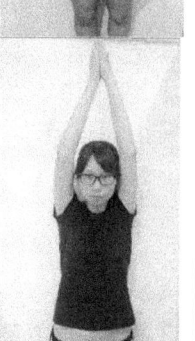 |

手掌橈側

斜角肌

前斜角肌
起點 C3-6 橫突，
止點在第一根肋骨的前面.

中斜角肌
起點 C2-6 橫突，
止點第一根肋骨的側面。

後斜角肌
起點在 C4-6 節的橫突，
止點在第二根肋骨上。

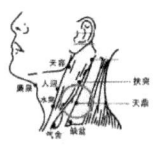

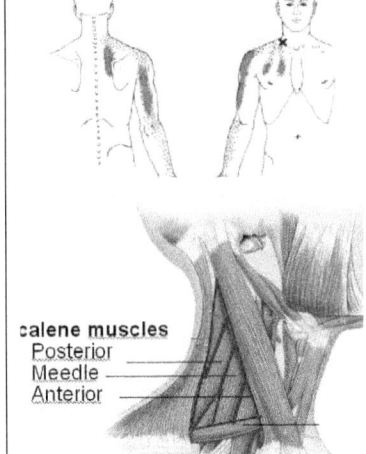

棘下肌
起於棘下窩
止於肱骨大節結

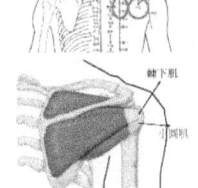

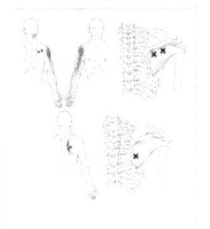

肱肌
起於肱骨骨幹前側
止於尺骨喙突

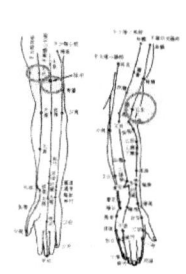

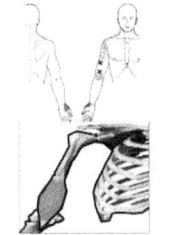

主要肌肉	常見症狀	原因	治療點	特殊事項	復健伸展 STRETCH
斜角肌 前斜角肌 起點 C3-6橫突，止點在第一根肋骨的前面。 中斜角肌 起點 C2-6橫突，止點第一根肋骨的側面。 後斜角肌 起點在 C4-6節的橫突，止點在第二根肋骨上。	1. 肩痛延伸到膏肓痛 2. 上胸部痛 3. 上臂背側疼痛 4. 前臂橈側痛 5. 腕背側及手背橈側痛 6. 拇指食指疼痛 7. 胸廓出口症候群 可能會出現包括手麻、上肢肌肉無力、上肢末端冰冷等症狀。	1. 過度的咳嗽 2. 大口喘氣（患有哮喘，肺氣腫，或者支氣管炎或肺炎特別容易有問題） 3. 工作長時間頭轉向一側 4. 趴睡的頭轉向一側 5. 背著沉重的背包或錢包 6. 身穿緊身領或領帶。 7. 提重物 8. 游泳 9. 鞭甩症候群 10. 長短腳 11. 外傷	天鼎 頸外側部，胸鎖乳突肌後緣，當結喉旁，扶突與缺盆連線的中點處。	25G35mm 針直刺	右側痛 採坐姿,頭偏向左側,再以左手放右側耳上部按壓

| 棘下肌 起於棘下窩 止於肱骨大節結 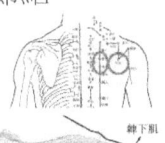 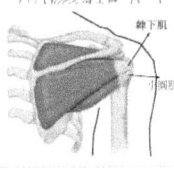 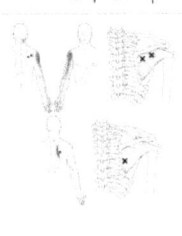 | 一般部 1.上背,肩,手臂痛: 前面肩痛,沿著上臂前側,前臂橈側,及拇指虎口前後面; 2.手無法扣內衣後扣,及伸入褲後口袋;握拳無力 肌腱部 膏肓痛 | 1.油漆天花板, 2.長時間握方向盤, 3.躺床上手過度伸往後上開燈拿東西, 4.溜冰手往後拉著別人 5.打網球發球太用力, 6.用力丟球 | 一般部 天宗穴 棘下窩正中凹陷處 肌腱部 神堂穴 當第5胸椎棘突下,旁開3寸。 膏肓穴 當第四胸椎棘突下,左右四指寬處(或左右旁開三寸),肩胛骨內側 | 天宗穴 25G35mm 針直刺 神堂穴。膏肓穴-循肩胛骨緣往外斜刺 注意氣胸 | 左手掌放右肩上,右手托住左手肘,往上推,伸展左肩胛 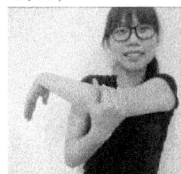 |
| 肱肌 起於肱骨骨幹前側 止於尺骨喙突 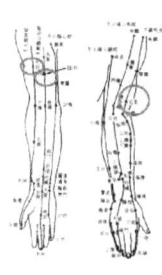 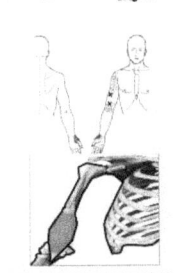 | 1.上臂前肩疼痛 2.肘疼痛彎曲困難 3.拇指及手腕橈側痛 4.麻木刺痛(感覺遲鈍) | 1.手肘以彎曲姿勢提重物 2.長時間提熨斗燙衣服 3.抱起孩子 4.舉起沉重的工具 5.在電腦前工作 6.引體向上 7.手指撥彈吉他雙簧管,單簧管,薩克斯 | 手五里(曲池上3寸) 肱中 天泉穴下二寸五分, 在肱二頭肌正中 天府 在腋前皺壁上端下3寸,肱二頭肌橈側緣取穴。簡便取法:臂向前平舉,俯頭鼻尖接觸上臂側處是穴 | 25G35mm 針手五里將肱二頭肌往內側推後直刺 | 跪坐姿勢下兩手臂伸直,兩手掌反向平放於地面後以身體的重量微放置於兩手上。 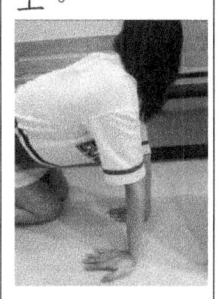 |

掌心

主要肌肉	常見症狀	原因	治療點	特殊事項	復健伸展 STRETCH
掌長肌 起於肱骨內上髁 止於三角骨掌腱膜腕橫韌帶	1. 內側腕部掌心疼痛（疼痛是一種燒灼感或刺痛感，不是衝擊疼痛） 2. 疼痛感覺在手掌心朝著拇指墊延伸，但拇指本身沒有疼痛。 3. 手拔罐會引起疼痛 4. 用手拿東西時手掌疼痛 5. 有時會延伸前臂內面痛	1. 需用手掌抓握的工具：球拍，柺杖，的尾端，園藝器材 2. 跌倒以手掌支撐	土胃二穴 內上髁到腕橫紋中央連線上1/3處，約(**少海**下四寸)	25G35mm 針直刺	站著或坐著，痛側手臂前伸打直，掌心向前，手指朝下，以另一手握住痛掌手指，往身體方向拉

手指掌腹部

主要肌肉	常見症狀	原因	治療點	特殊事項	復健伸展 STRETCH
屈指深淺肌 橈骨頭 起於尺骨鷹嘴頭內側橈骨傾斜線 止於中段指骨兩側 尺骨頭 起於肱骨內上髁 止於中段指骨兩側	1. 四個手指中的任何一個尤其中指內側或組合疼痛 可形成"扳機指" 2. 手指有時無法控制抽搐 3. 深肌-較常痛在指中前段，淺肌-手掌部也會痛 深肌 淺肌	1. 需要旋緊的工具（鋼筆，鉛筆，鎚螺絲刀等） 2. 具有一定的振動手工工具（鑽頭，砂光機） 3. 敲鍵盤打字 4. 網球高爾夫球 5. SKING 6. 太用力握持方向盤 7. 用剪刀 8. 針織和鉤編 9. 針線	內關 前臂掌側，腕橫紋上2寸 臂中穴 在前臂內側，當腕掌橫紋與肘橫紋中點，兩筋（掌長肌與橈側腕屈肌）之間；伸臂仰掌取之 孔最 前臂掌面橈側，尺澤與太淵的連線上，腕橫紋上7寸處	25G35mm 針直刺	面對牆壁手臂伸直站著，手心朝上。手指朝下。 慢慢地嘗試把你的整個手平放在牆上伸展手腕。 維持10至30秒。

掌背

伸食指肌	伸手指肌	橈側伸腕長肌	肱橈肌	旋後肌
起於尺骨遠端1/3背側 止於食指指間關節側面韌帶 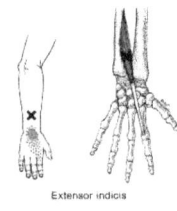	中指 起點肱骨外上髁 止於第三指指骨關節側韌帶 無名指 起點肱骨外上髁 止於第四指指骨關節側韌帶 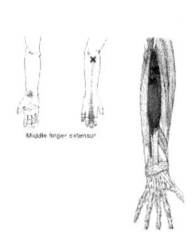 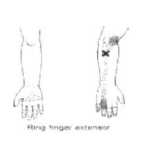	起於肱骨外上髁 止於第二掌骨基底 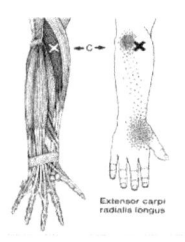 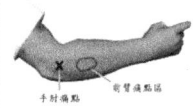	起於肱骨外上髁 止於橈骨莖突 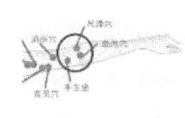 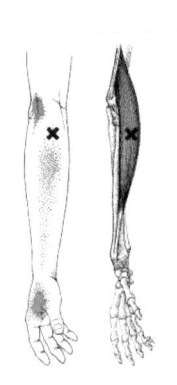	起於尺骨後肱骨外上髁 止於橈骨前面 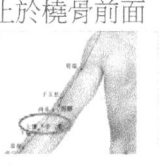 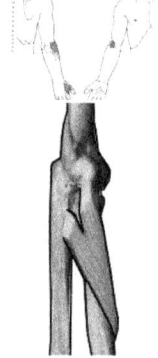

主要肌肉	常見症狀	原因	治療點	特殊事項	復健伸展 STRETCH
伸食指肌 起於尺骨遠端1/3背側 止於食指指間關節側面韌帶	1. 手腕背面及手背痛 2. 手指指節 3. 僵硬疼痛 4. 握拳無力 5. 疼痛有時下降到大拇指 6. 大拇指彎曲時疼痛 7. 抽筋 8. 抓握時在大拇指的背面疼痛	1. 長時間用手指工作 2. 鋼琴家木工修理工 3. 在電腦前工作 4. 使用滑鼠 5. 針織。鉤針，縫紉 6. 夾住鋼筆或鉛筆的時間過長	外關 前臂伸側面腕背橫紋後二寸，尺骨與橈骨之間	25G35mm 針直刺	左手手心朝上,,用右手握住左手患指在內,往身體方向內彎
伸手指肌 中指 起點肱骨外上髁 止於第三指指肩關節側韌帶 無名指 起點肱骨外上髁 止於第四指指肩關節側韌帶	無名指：手指指背疼痛 中指：牽引手腕痛前臂背側痛 握拳會痛無力 手指僵硬 外側髁疼痛	1. 打字 2. 重複抓取物品（錘，網球拍，筆/鉛筆網球 3. 書寫痙攣 - 寫作或其他夾持小型儀器。 4. 針織和鉤編 5. 扭轉運動如使用螺絲刀或扭轉門把手。 6. 彈鋼琴 7. 木工 8. 使用手指工作	四瀆 前臂伸側面肘尖前五寸，尺、橈骨之間，當外關與肘尖連線上	25G35mm 針直刺	痛側**手臂伸直在前面,握拳背朝上,** 用另一只手握住,向地板彎曲手腕和手指，施加輕柔的壓力， 持續10至30秒

橈側伸腕長肌 起於肱骨外上髁 止於第二掌骨基底 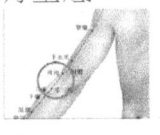 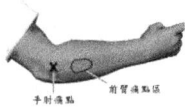 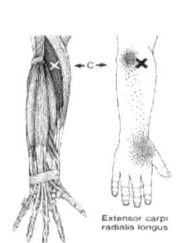	1. 略高於肘部有灼熱感或疼痛感,下降到前臂,手腕,手背,虎口掌背痛,並進入拇指 2. 轉門把鎖螺絲手肘外側會痛 3. 握拳或拿拍子瓶子無力 4. 握手手肘外側會痛	1. 強力反覆抓著物品(鎚,網球拍,鋼筆/鉛筆選舉握手) 2. 拉小提琴 3. 樂團指揮 4. 高爾夫 5. 網球 6. 長時間打字 7. 書寫痙攣 8. 針織和鉤編 9. 長時間燙衣服 10. 用鏟子鋤草 11. 工作需轉螺絲起子 12. 經常反手揮拍擊球	**曲池** 肘橫紋外側端 **手三里** 前臂背面橈側,肘橫紋下2寸處,當陽溪與曲池連線上,曲池下2寸	25G35mm 針直刺 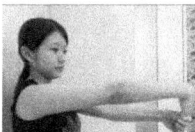	痛側手臂伸直在前面,手掌張開手心朝下, 用另一只手握住,向地板彎曲手腕和手指,施加輕柔的壓力, 持續10至30秒
肱橈肌 起於肱骨外上髁 止於橈骨莖突 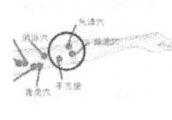 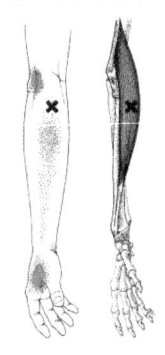	1. 肘關節疼痛 2. 外上髁疼痛 3. 橈側虎口及前臂痛 4. 轉門把,鎖螺絲,手肘外側會痛 5. 握拳或拿拍子,瓶子無力, 6. 握手手肘外側會痛	1. 重複和有力的抓握(選舉握手長時間寫作) 2. 長時間燙衣服 3. 園藝用鏟子鋤草 4. 工作需轉螺絲起子 5. 網球 6. 扔飛盤 7. 用鎚打開罐子 8. 手工縫製 9. 針織	**尺澤** 肘橫紋中,肱二頭肌腱橈側凹陷處 **曲池** 肘橫紋外側端 **手五里** 臂外側,肩髃與曲池的連線上,曲池上3寸處	25G35mm 針直刺	跪坐姿勢下,兩手臂伸直,兩手掌反向平放於地面後,以身體的重量,微放置於兩手上。 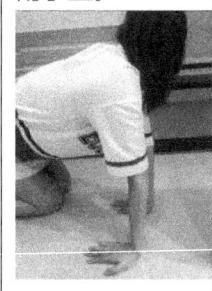

旋後肌 起於尺骨後肱骨外上髁 止於橈骨前面 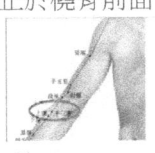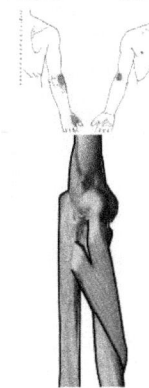	1. 橈側虎口痛 2. 肘關節疼痛 3. 外上髁疼痛	1. 打開蓋很緊瓶蓋或很緊門把 2. 常握手 3. 用手撐乾衣物 4. 打網球一直伸直手肘擊球又沒打到中心點	**上廉** 前臂背面橈側，肘橫紋下3寸處。 **手三里** 前臂背面橈側，肘橫紋下2寸處	25G35mm 針直刺	患肢掌心朝下，用另一手握住手腕，將患肢拇指轉向地板方向 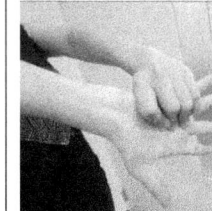

拇指部

屈拇長肌	內收拇肌	對掌拇肌	旋前方肌
起於橈骨 止於拇指遠端近點 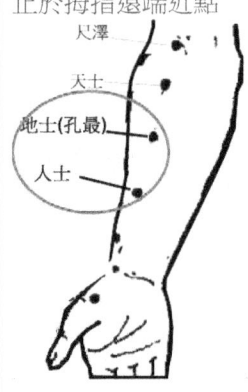 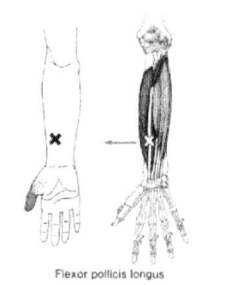 Flexor pollicis longus	起於2.3掌骨基底頭狀骨 止於拇指近端骨尺側 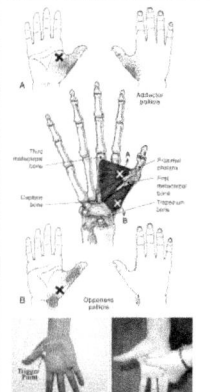	起於大多角骨 止於第一掌骨橈側手 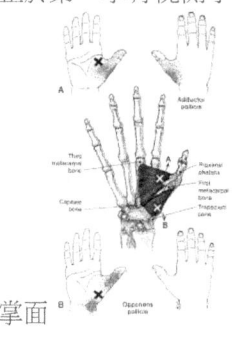 掌面	起於尺骨下方1/4 止於橈骨下方1/4 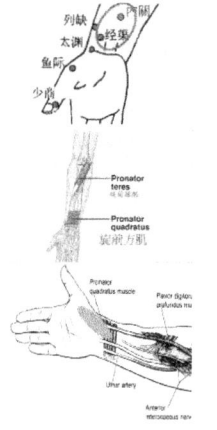

鎖骨下肌	斜角肌	肱肌	
起於**肩下的第一肋骨** 止於**锁骨**中間 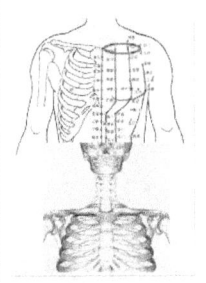 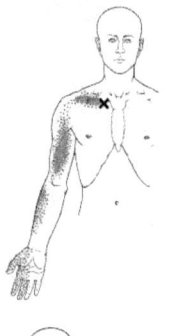 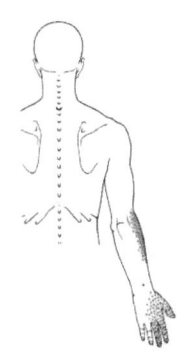	**前斜角肌** 起點 C3-6橫突， 止點在第一根肋骨的前面. **中斜角肌** 起點 C2-6橫突， 止點第一根肋骨的側面。 **後斜角肌** 起點在 C4-6節的橫突， 止點在第二根肋骨上。 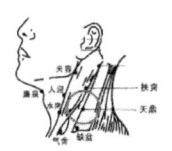 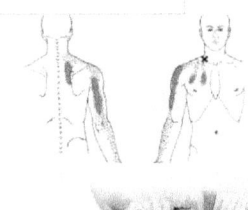 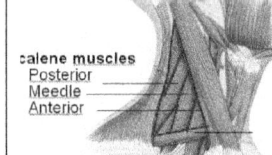	起於**肱骨骨幹前側** 止於**尺骨喙突** 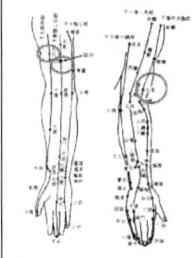 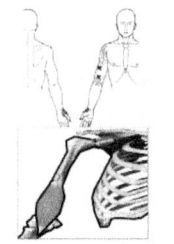	

主要肌肉	常見症狀	原因	治療點	特殊事項	復健伸展 STRETCH
屈拇長肌 起於橈骨 止於拇指遠端近點	1. 使用剪刀或髮夾的動作時拇指尖疼痛 2. 抓撿東西困難 3. 大拇指中間關節腫脹 4. 拿筆或銀器困難 5. 無法扣衣服綁鞋帶 6. 橈側前臂及拇指痛（到拇尖）	1. 使用工具夾（需要拇指和食指之間的捏動） 2. 很長時間寫字 3. 藝術家油漆 4. 計數大筆金錢的銀行出納員和收銀員 5. 拔野草，用拇指和手指撙抓	人士穴- 腕橫紋上3寸橈骨側上緣（屈拇長肌運動點－前臂屈側近橈側線，腕橫紋上約3寸處。） 孔最 前臂掌面橈側，尺澤與太淵的連線上，腕橫紋上7寸	人士穴 由外向內15度角斜刺,針尖朝肘部（長肌走向） 孔最 25G35mm 針直刺	痛肢前伸,掌心向外,以另一手將大拇指往後扳

肌肉	症狀	常見原因	穴位	針法	伸展
內收拇肌 起於2.3掌骨基底頭狀骨 止於拇指近端骨尺側 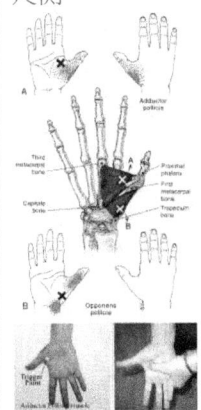	1.疼痛感覺在拇指底延伸到拇指尖 2.用拇指和手指捏握會痛 3.拇指和其他手指之間夾持物體，如鋼筆，鉛筆，或針織引起疼痛和不適	1.長時間使用拇指活動即按摩師，針織，鉤針，或手工縫製 2.長時間用鋼筆或鉛筆書寫畫藝術畫 演奏樂器，如小提琴，大提琴和吉他 3.拔草	**合谷** 手背第1～2掌骨間，第2掌骨**橈側的中點處**	25G35mm 針直刺	痛肢前伸，掌心向外，以另一手將大拇指往外扳 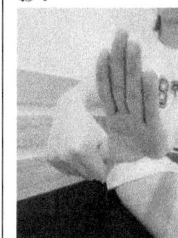
對掌拇肌 起於大多角骨 止於第一掌骨橈側手掌面 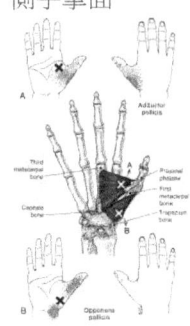	1.扣釦子縫衣服寫字困難 2.拇指橈側痛 3.拇指疼痛和麻木刺痛（感覺遲鈍） 4.橈側腕掌疼痛	1.長時間使用拇指壓、扣動作。 2. 長時間打字、握筆的文字工作者、 3.美髮業者。 4.拔草 5.縫紉 6.演奏樂器，如小提琴，大提琴和吉他	**魚際** 手拇指本節（第1掌指關節）後凹陷處，當第1掌骨中點橈側，赤白肉際	25G35mm 針直刺	拇指張開，以另一手將它往後彎. 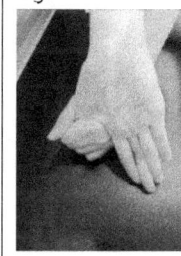

肌肉	症狀	原因動作	穴位	針法	伸展
旋前方肌 起於尺骨下方1/4 止於橈骨下方1/4 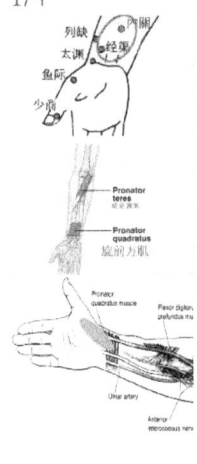	1. 旋前綜合徵 2. 拇指靠近手腕的內側疼痛,有時延伸到拇指和拇指的基部。 3. 手麻。	1. 需要手腕扭轉的運動:擰緊螺絲 網球 高爾夫球 扭毛巾、 2. 或是經常提舉重物	**經渠** 前臂掌面橈側,橈骨莖突與橈動脈之間凹陷處,腕橫紋上1寸 **間使** 前臂掌側,腕橫紋上3寸,掌長肌腱與橈側腕屈肌腱之間 **內關** 前臂掌側,腕橫紋上2寸	25G35mm 針直刺	將患肢手掌心,面向自己臉部,用另一手握住,並慢慢使掌心往外轉,患肢大拇指,指往前面方向,維持30-60秒 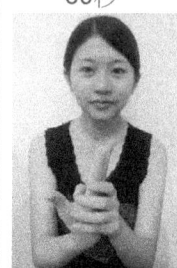
鎖骨下肌 起於肩下的第一肋骨 止於鎖骨中間 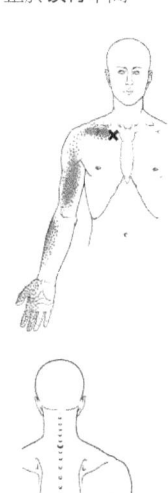	1. 肩前痛,胸前痛, 2. 上臂前面疼痛 3. 前臂橈側痛 4. 2-3手指內側疼痛 5. 拇指橈側痛	1. 用你的雙臂在面前工作,保持你的肩膀向前用力(使用電鋸,看書,寫字,起吊重物,電腦,駕駛) 2. 彎腰駝背 3. 以手臂為枕頭側睡	**氣戶** 鎖骨中點下緣凹陷處,距前正中線4寸。 **俞府** 鎖骨下緣,胸正中線(璇璣)旁開2寸凹陷處。	25G35mm 針往鎖骨正下方直刺 注意氣胸 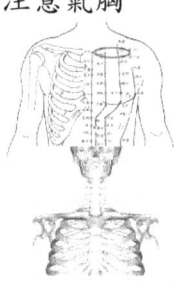	盤腿坐姿,雙腿交錯,手心向下,手指向後,離臀部約30公分。向後傾斜,保持手臂伸直至上半身伸展 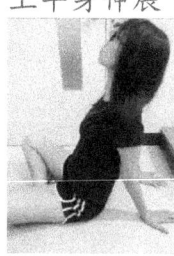

斜角肌	1. 肩痛延伸到膏肓痛 2. 上胸部痛 3. 上臂背側疼痛 4. 前臂橈側痛 5. 腕背側及手背橈側痛 6. 拇指食指疼痛 7. 胸廓出口症候群 可能會出現包括手麻、上肢肌肉無力、上肢末端冰冷等症狀。	1. 過度咳嗽 2. 大口喘氣（患有哮喘，肺氣腫，或者支氣管炎或肺炎特別容易有問題） 3. 工作長時間頭轉向一側 4. 趴睡的頭轉向一側 5. 背著沉重的背包或錢包 6. 身穿緊身領或領帶。 7. 提重物 8. 游泳 9. 鞭甩症候群 10. 長短腳 11. 外傷	天鼎 頸外側部，胸鎖乳突肌後緣，當結喉旁，扶突與缺盆連線的中點處。	25G35mm 針直刺	右側痛,採坐姿,頭偏向左側,再以左手,放右側耳上部按壓 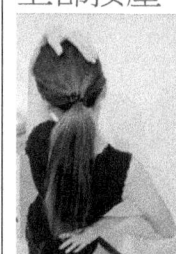
前斜角肌 起點 C3-6橫突，止點在第一根肋骨的前面. **中斜角肌** 起點 C2-6橫突，止點第一根肋骨的側面。 **後斜角肌** 起點在 C4-6節的橫突，止點在第二根肋骨上。 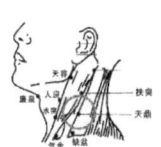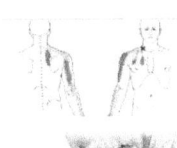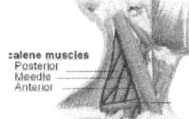					

肱肌 起於肱骨骨幹前側 止於尺骨喙突 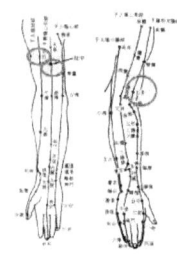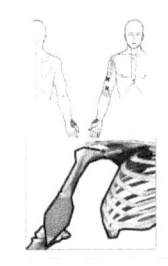	1. 上臂前肩疼痛 2. 肘疼痛彎曲困難 3. 拇指及手腕橈側痛 4. 麻木刺痛（感覺遲鈍）	1. 手肘以彎曲姿勢提重物 2. 長時間提熨斗燙衣服 3. 抱起孩子 4. 舉起沉重的工具 5. 在電腦前工作 6. 引體向上 7. 手指撥彈吉他雙簧管，單簧管，薩克斯	**手五里** （曲池上3寸） **肱中** 天泉穴下二寸五分，在肱二頭肌正中 **天府** 在腋前皺壁上端下3寸，肱二頭肌橈側緣取穴。簡便取法：臂向前平舉，俯頭鼻尖接觸上臂側處是穴	25G35mm 針手五里將肱二頭肌往內側推後直刺	跪坐姿勢下，兩手臂伸直，兩手掌反向，平放於地面後，以身體的重量微放置於兩手上。 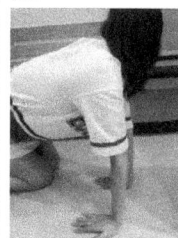

手指部

主要肌肉	常見症狀	原因	治療點	特殊事項	復健伸展 STRETCH
(食指)橈側第一背側骨間肌 起於拇指掌骨尺側第二掌骨橈側 止於食指近端骨基底 (中指)橈側第二背側骨間肌 起於食指掌骨尺側第三掌骨橈側 止於中指近端骨基底 (小指)外展小指肌 起於豌豆骨 止於小指骨尺側基底	1. 食指關節疼痛 2. 拇指和手指捏痛 3. 夾持物體，如鋼筆，鉛筆，針的拇指和其他手指之間手工縫製或針織引起疼痛和不適	1. 長時間使用拇指手指活動即針織，鉤針，或手工縫製 2. 長時間用鋼筆或鉛筆書寫畫藝術畫 3. 演奏樂器，如小提琴，大提琴和吉他 4. 拔草 5. 長時間抓握高爾夫球桿	(食指) 三間 微握拳，食指本節（第2掌指關節）後方橈側凹陷處。 (中指) 落枕 手背上，在中指和食指相對的掌骨之間 (小指) 後溪 手掌尺側，小指本節（第5掌指關節）後方赤白肉際處。握拳時，當掌遠紋尺側端。	25G35mm針往指尖方向緊貼著掌骨外緣斜刺	(食指)雙手食指拇指相連成圓形，掌心向外，兩手互相對抗，當手指內側有輕微拉扯便足夠，維持10秒重複10次。 (中指)雙手對掌，兩手互相對抗，當手指內側有輕微拉扯便足夠，維持10秒，重複10次。 (小指)痛側手前伸，手心向前，以另一手手背相連，食指勾住小指輕扳，維持10秒，重複10次。

腹部

腹外斜肌	腹直肌	闊背肌下部	腰方肌	錐狀肌	胸髂肋肌 T11
前部 起點腹白線 止點10-12肋外下緣 後部 起點9-12肋外緣 止點髂骨前上棘和嵴外側和恥骨結節 側部 起點髂骨脊前半部 止點5-8肋外下方	上部上端 起於肌肉中間橫腱 止於5-7肋軟骨 下部末端 起於恥骨嵴 止於肌肉中間橫腱 下部邊緣 起於恥骨嵴 止於肌肉中間橫腱 腹直肌下部 起於恥骨嵴 止於肌肉中間橫腱	起於所有腰薦椎棘突髂骨嵴 止於肱骨結節	表層1 起於髂骨嵴後髂腰韌帶止於12肋內側 表層2 起於髂骨嵴後髂腰韌帶止於L1-2橫突 深層 起於髂骨嵴後髂腰韌帶止於L2-4橫突	起於恥骨前 止於腹白線	起於7-12肋弓角 止於C7橫突第1-5肋弓角

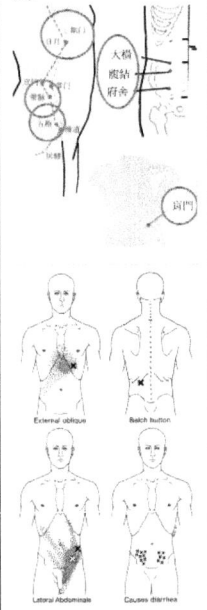
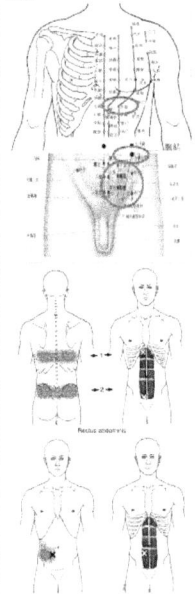
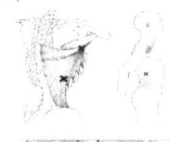
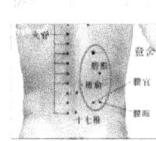
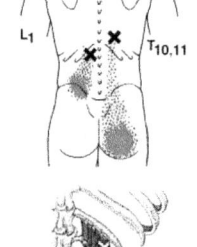
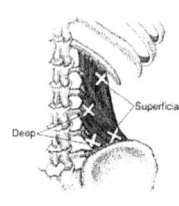
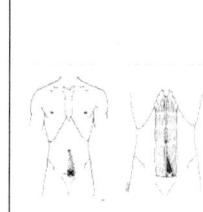
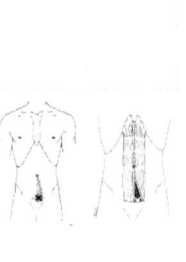
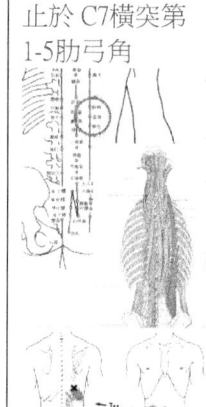

主要肌肉	常見症狀	原因	治療點	特殊事項	復健伸展 STRETCH
腹外斜肌 前部 起點腹白線止點10-12肋外下緣 後部 起點9-12肋外緣止點髂骨前上棘和嵴外側和恥骨結節 側部 起點髂骨脊前半部止點5-8肋外下方	前部 活動時胃痛灼熱旁邊肋骨痛 後部 打嗝後腰肋骨痛 側部 左右下腹痛到腹股溝	1. 下腹部手術手術疤痕 2. 扭曲和側彎曲鍛煉肌肉的練習 3. 過度仰臥起坐 4. 划船 5. 掃樹葉 6. 使用起重工具如鏟子或乾草叉 7. 慢性咳嗽 8. 坐了很長一段時間 9. 沒精打采的姿勢	前部 日月 脇肋部，乳頭直下，第七肋間隙凹陷處，距腹正中線4寸。 期門 胸部，乳頭直下，第6肋間隙凹陷處，距前正中線4寸。 後部 肓門 腰部第1腰椎棘突下旁開3寸處，近第12肋下緣 側部 帶脈 側腹部第十一肋游離端(章門)直下一寸八分，與臍相平處。 五樞 腹部，髂前上棘內側凹陷處，與臍下三寸(關元)相平，旁開六寸。 大橫 腹中部，距臍中4寸，腹直肌外緣凹陷處。 腹結 下腹部，大橫下1.3寸，距前正中線4寸處。下距府舍3寸，約當臍中與髂前上棘連線的外1/3折點。 府舍 下腹部，腹結下3寸，距前正中線4寸凹陷處，當腹股溝上方，衝門外上7分。	25G35mm 針往起止點方向斜刺；	1. 手向前慢慢上舉伸直。 2.右手握住左手腕部位。 3.右手牽引身體慢慢向左側彎，身體不得向前後彎曲。

腹直肌					
腹直肌 上部上端 起於肌肉中間橫腱止於5-7肋軟骨 下部末端 起於恥骨嵴止於肌肉中間橫腱 下部邊緣 起於恥骨嵴止於肌肉中間橫腱 腹直肌下部 起於恥骨嵴止於肌肉中間橫腱 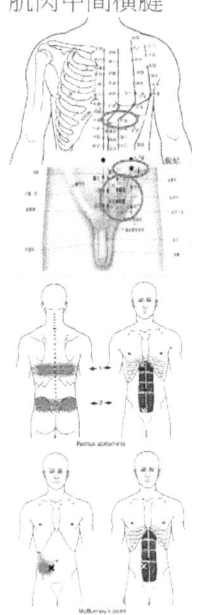	上部上端 腹脹/噁心/上腹部左右痛/腰痛 下部末端 下腹部疼痛臀部疼痛 下部邊緣 闌尾炎樣的絞痛骶髂關節疼痛 下部 下腹部疼痛腹直肌症候群（The rectus abdominis syndrome）	1. 鍛煉肌肉（仰臥起坐） 2. 慢性咳嗽 3. 坐了很長一段時間 4. 坐在歪扭位子 5. 分娩 6. 腹部手術 7. 慢性便秘 8. 背著沉重的背包 9. 緊張 10. 曝露於寒冷	上部上端 **不容** 臍上6寸旁開2寸 下部末端 **氣沖** 臍下5寸旁開2寸 **橫骨** 臍下5寸旁開1寸 下部邊緣 **腹結** 肚臍旁開4寸大橫，下1.3寸處。 下部 **水道** 臍下3寸（關元）旁開2寸 **歸來** 臍下4寸旁開2寸	25G35mm 針直刺	俯臥，下腹部貼地，抬起上身，以手肘支撐 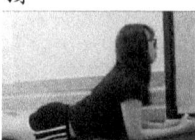

闊背肌下部	下部		痞根	25G35mm 針往闊背肌直刺或斜刺	雙手上舉伸直，用右手把左手拉向右邊，上身往右側彎
起於所有腰薦椎棘突髂骨崤 止於肱骨結節 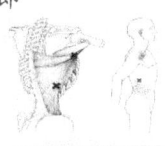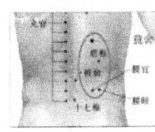	1. 前肩痛 2. 側胸腹痛 （上部 經常性胸背痛/抬舉重物過頭上放置時更痛/膏肓下區痛/上臂背部尺側痛/前臂腕尺區痛/4-5手指尺側痛）	1. 拖拉重物 2. 手臂緊貼身軀用手掌撐住體重 3. 或從矮椅子站起用手臂支撐體重 4. 丟球 5. 拔草並施扭力 6. 內衣太緊	在腰部，當第1腰椎棘突下，旁開3.5寸 **意舍** 背部第11胸椎棘突下旁開3寸 **腰眼穴** 在人体位於腰部第四腰椎棘突左右3—4寸的凹陷处。 **阿是穴** 胸側10肋四中	注意氣胸	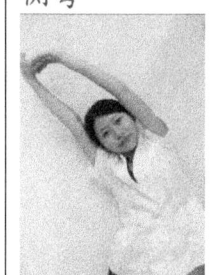

腰方肌

表層1
起於髂骨嵴後髂腰韌帶止於12肋內側

表層2
起於髂骨嵴後髂腰韌帶止於L1-2橫突

深層
起於髂骨嵴後髂腰韌帶止於L2-4橫突

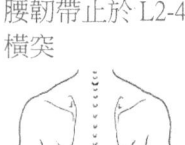
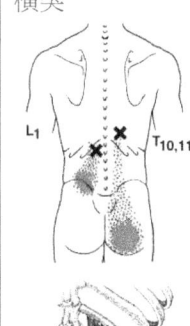

1. 無法仰臥轉身側躺
2. 無法向前彎腰
3. 屁股痛
4. 髂骶區痛
5. 大腿外側髖區痛
6. 下腰痛
7. 下腹外側痛（腰方肌表層段）

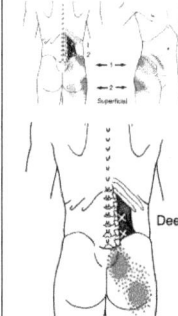

1. 抱小孩提舉重物姿勢不對
2. 從小汽車座位起來
3. 車禍撞擊
4. 穿褲子姿勢不對（半蹲著穿）
5. 長短腳
6. 床過軟

A 表層1

肓門
當第1腰椎棘突下，旁開3寸。

B 表層2

大腸俞
腰部第四腰椎棘突下（腰陽關）旁開1.5寸處，約與髂嵴最高點相平。

C 深層

氣海俞
第三腰椎棘突下旁開1.5寸處。

下極俞
腰部，當後正中線上，第三腰椎棘突下。

腰陽關
第四腰椎（十六椎）棘突下凹陷處，約與髂嵴相平。

25G35mm
針直刺

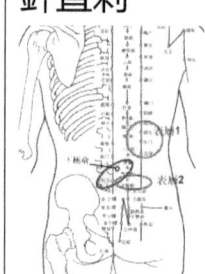
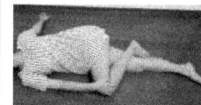

仰臥,左腿擺向右方，上半身不動,下半身轉呈90度角，左腳屈膝貼地,右腿伸直在下方，伸展腰方肌。

肌肉	痛區	原因	穴位	針法	姿勢
錐狀肌 起於恥骨前 止於腹白線	下腹恥骨區痛	1. 下腹部手術後 2. 仰臥起坐 3. 緊張 4. 曝露於寒冷	**橫骨** 腹部，臍下5寸（曲骨）旁開5分處 **氣衝** 臍下5寸（曲骨）旁開2寸	25G35mm 針直刺	俯臥，下腹部貼地，抬起上身以手肘支撐
胸髂肋肌 T11 起於7-12肋弓角 止於C7橫突第1-5肋弓角	1. 下腹部疼痛 2. 闌尾炎樣 3. 骶髂關節疼痛 4. 腰痛 5. 上背部疼痛 6. 肩膀酸痛	1. 長時間坐姿(旅行) 2. 疲勞又背重物 3. 背部吹寒風 4. 突然彎腰同時轉身 5. 鞭甩症候	**意舍** 背部第11胸椎棘突下（脊中）旁開3寸處	25G35mm 針往下斜刺	仰臥，屈膝，兩手環抱大腿，使臀部離開地面

背部痛
膏肓痛

闊背肌上部	棘下肌	提肩胛肌	大小菱形肌	斜角肌	斜方肌	前鋸肌
起於下六個胸椎 止於肱骨結節	起於棘下窩 止於肱骨大節結	起於C1-4橫突 止於肩胛骨上角	小 起於項韌帶C7T1棘突 止於肩胛骨內側上方 大 起於T2-5棘突 止於肩胛骨內側下方 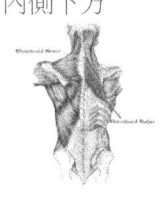 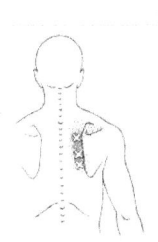	前斜角肌 起點C3-6橫突，止點在第一根肋骨的前面. 中斜角肌 起點C2-6橫突，止點第一根肋骨的側面。 後斜角肌 起點在C4-6節的橫突，止點在第二根肋骨上。 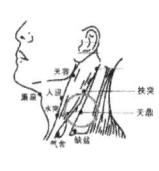 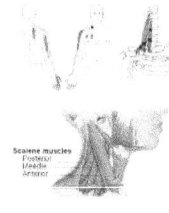	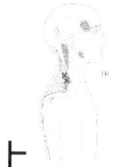 上 中 下 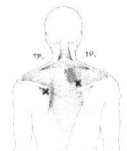 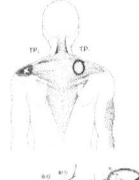 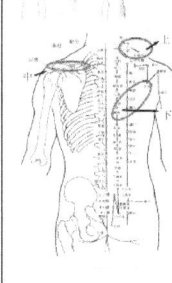	起點從上往下數的第一到第八肋骨上。 止点在肩胛骨的内側和下角的前面。 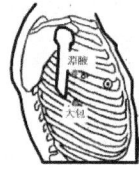 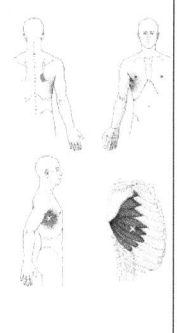

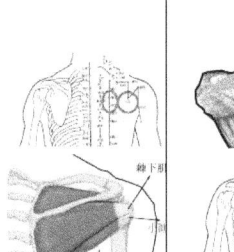

後上鋸肌	後下鋸肌	多裂肌	胸髂肋肌-T6	胸髂肋肌 T11	髂腰肌	腹直肌
起於 C6-T3 止於第2-5肋後緣 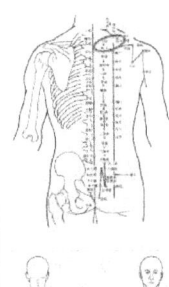 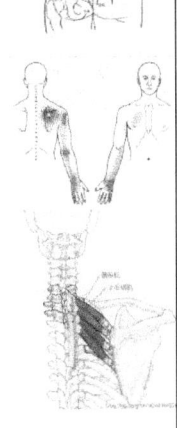	起於 T11-L2棘突 止於9-12肋	起於各脊棘突 止於脊橫突 T4,L2 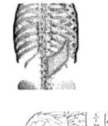 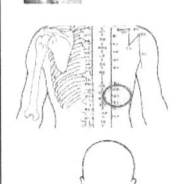 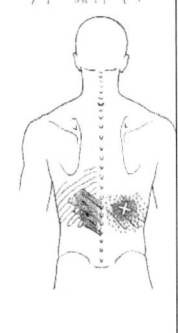	起點在下方的六根肋骨，終點在最上方的六根肋骨 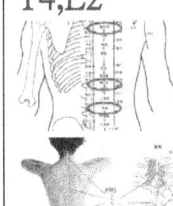 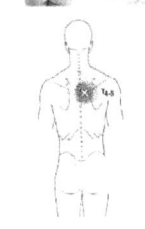 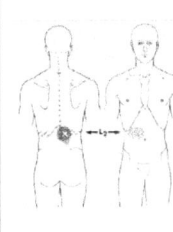	起於7-12肋弓角 止於 C7橫突第1-5肋弓角 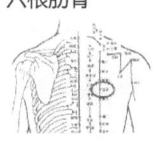 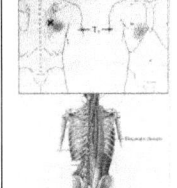	**腰大肌** 起於 T12止於小轉子/ **腰小肌** 起於 T12,L1-2止於恥骨上支/ **髂骨肌** 起於髂骨窩內側止於小轉子 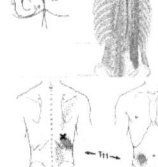 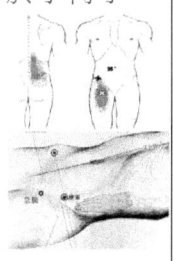 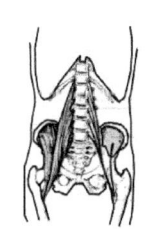	上部上端 起於肌肉中間橫腱止於5-7肋軟骨 下部末端 起於恥骨嵴止於肌肉中間橫腱 下部邊緣 起於恥骨嵴止於肌肉中間橫腱 腹直肌下部起於恥骨嵴止於肌肉中間橫腱 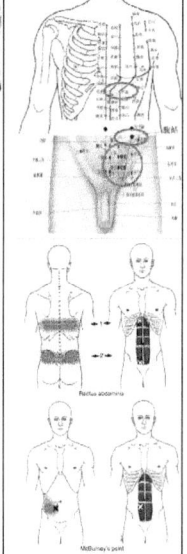

主要肌肉	常見症狀	原因	治療點	特殊事項	復健伸展 STRETCH
闊背肌 上部 起於下六個胸椎 止於肱骨結節	上部 1. 經常性胸背痛，抬舉重物過頭上放置時更痛， 2. 膏肓下區痛， 3. 上臂背部尺側痛， 4. 前臂腕尺區痛， 5. 4-5手指尺側痛 （下部-前肩痛，側胸腹痛）	1. 需要連續或重複抬高肩膀活動（划船游泳投擲或投球球揮動棒球棒網球拍鏟泥土或雪劈柴） 2. 拖拉重物需要手臂向上拉或按下 3. 手臂緊貼身軀用手掌撐住體重或從矮椅子站用手臂支撐體重 4. 拔草並施扭力 5. 內衣太緊	淵腋 （腋下3寸第四肋凹） 膈關 背部第7胸椎棘突下（至陽）旁開3寸處。內與膈俞，外與肩胛骨下角相平。	25G35mm 針往闊背肌直刺（以左手捏起肌肉） 注意氣胸	用右手，把左肘拉向頸後左邊，上身往右側彎
棘下肌 起於棘下窩 止於肱骨大節結	一般部 1. 前面肩痛，沿著上臂前側，前臂橈側，及拇指虎口前後面痛； 2. 手無法扣內衣後扣， 3. 手無法伸入褲後口袋； 4. 握拳無力 肌腱部 膏肓痛	1. 油漆天花板， 2. 長時間握方向盤， 3. 躺床上手過度伸往後上開燈拿東西， 4. 溜冰手往後拉著別人 5. 打網球發球太用力， 6. 用力丟球	一般部 天宗穴 棘下窩正中凹陷處 肌腱部 神堂穴 當第5胸椎棘突下，旁開3寸。 膏肓穴 當第四胸椎棘突下，左右四指寬處（或左右旁開三寸），肩胛骨內側	天宗穴 25G35mm 針直刺 神堂穴。膏肓穴-循肩胛骨緣往外斜刺 注意氣胸	左手掌放右肩上，右手托住左手肘，往上推，伸展左肩胛
主要肌肉	常見症狀	原因	治療點	特殊事項	復健伸展

肌肉	症狀	誘發動作	穴位	針法	伸展
提肩胛肌 起於 C1-4 橫突 止於肩胛骨上角 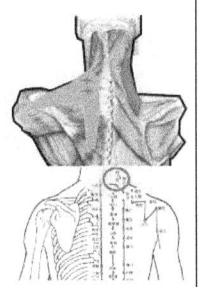	1. 頸部和肩部的斜坡疼痛 2. 頸部僵硬，轉動困難-落枕 3. 頭痛在顱底 4. 頸部到背部膏肓區疼痛	1. 趴臥以手支撐頭部 2. 手肘撐在過高椅扶手上 3. 長時間講電話或側頭看稿打字 4. 背重包 5. 坐著睡頭歪垂一邊 6. 油漆過頭高度的牆	肩中俞 背部，第7頸椎棘突下（大椎）旁開2寸處	25G35mm 針往下斜刺 注意氣胸	1)坐姿，頭頸部稍為向左轉並低頭眼睛可朝向左下方45度角看。 2)可利用左手繞過頭頂右後腦杓上，輕輕向下加壓。 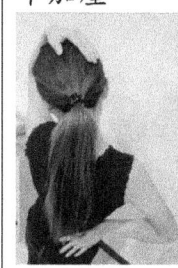
大小菱形肌 小 起於項韌帶 C7T1棘突 止於肩胛骨內側上方 大 起於T2-5棘突 止於肩胛骨內側下方 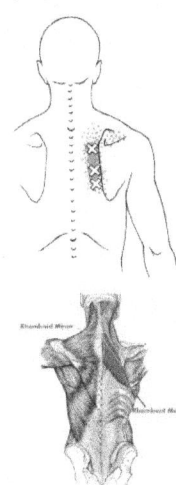	1. 膏肓痛 2. 肩胛骨內側休息時，特別明顯的疼痛。 3. 移動肩胛骨時彈出和/或摩擦聲 4. 無法挺胸站直	1. 需要連續或重複抬高肩膀活動（油漆天花板掛壁紙） 2. 划船 3. 扔球 4. 引體向上 5. 雙手在電腦前工作 6. 彎腰駝背 7. 寫字縫衣	膏肓 背部第四胸椎棘突下旁開3寸，近肩胛骨內側緣凹陷處 附分 背部第二胸椎棘突下旁開3寸，當肩胛骨上角內緣凹陷處。 神堂 背部第5胸椎棘突下旁開3寸處	25G35mm 針沿骨緣往上下斜刺 注意氣胸	左手伸直，往右胸貼近，以右手臂，從外向內凹，輕壓左手肘，拉開左後背肩胛骨. 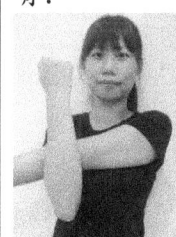

斜角肌					
斜角肌 前斜角肌 起點 C3-6 橫突，止點在第一根肋骨的前面. 中斜角肌 起點 C2-6 橫突，止點第一根肋骨的側面。 後斜角肌 起點在 C4-6 節的橫突，止點在第二根肋骨上。 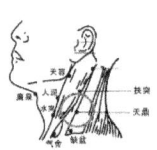 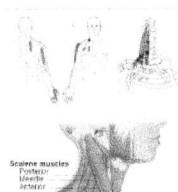	1. 肩痛延伸到膏肓痛 2. 上胸部痛 3. 上臂背側疼痛 4. 前臂橈側痛 5. 腕背側及手背橈側痛 6. 拇指食指疼痛 7. 胸廓出口症候群（可能會出現包括手麻、上肢肌肉無力、上肢末端冰冷等症狀。）	1. 過度的咳嗽 2. 大口喘氣（患有哮喘，肺氣腫，或者支氣管炎或肺炎） 3. 工作長時間頭轉向一側 4. 趴睡的頭轉向一側 5. 背著沉重的背包或錢包 6. 身穿緊身領或領帶。 7. 提重物 8. 游泳 9. 鞭甩症候群 10. 長短腳 11. 外傷	**天鼎** 頸外側部，胸鎖乳突肌後緣，當結喉旁，扶突與缺盆連線的中點處。	25G35mm 針直刺	左側痛，採坐姿,,頭偏向右側再以右手,,放左側耳上部按壓 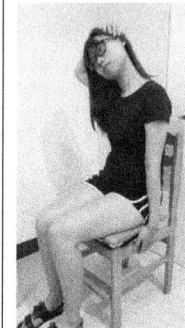

斜方肌	上斜方肌	車禍鞭甩症候	上：	25G35mm 針斜刺注意氣胸	上
上 起於上項線 內1/3止於鎖骨外1/3後面 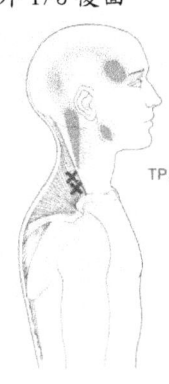 中 起於C6-T3 棘突止於肩峰內側肩胛棘突上端 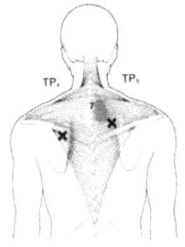 下 起於T4-12 棘突止於肩胛棘突內下 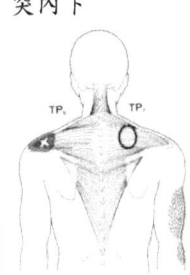	1. 顳部頭痛 2. 顳下頜關節紊亂 TMJ 3. 頸部疼痛 4. 眉毛疼痛 5. 面頰疼痛 6. 頭痛或偏頭痛 7. 後腦勺疼痛 8. 背部肩膀酸痛 中斜方肌 1. 兩肩胛骨中間上端痛 2. 膏肓痛 3. 肩關節後上痛 下斜方肌 1. 脖子無法轉動 2. 肩部痠痛	上斜方肌 1. 演奏小提琴 2. 頭頸夾電話 3. 側轉頭長時說話 4. 提重物 5. 大乳細肩帶胸衣 6. 長短腳 中斜方肌 1. 電腦鍵盤太高 2. 長時間握方向盤上方 3. 彎腰駝背 下斜方肌： 1. 手臂向上撐的時間過久，例如拿掃帚清理天花板 2. 或是需要長時間高舉物品太常使用拐杖 等	肩井穴 **肩外俞** 背部第1胸椎棘穴下旁開3寸處，當肩胛骨內上方 中： **曲垣** 肩胛部，岡上窩內側端凹陷處，當第2胸椎棘突與臑俞連線的中點。上直肩井。 **附分** 第二胸椎棘突下旁開3寸，當肩胛骨上角內緣凹陷處。上對肩外俞。 **巨骨** 肩上部，鎖骨肩峰端與肩胛岡之間凹陷處 下： **膈俞** 第七胸椎棘突下旁開1.5寸處，約與肩胛骨下角相平 **天宗** 肩胛部，岡下窩中央凹陷處	**膈俞** 往上斜刺 **天宗** 往肩胛棘突內側1/3處正下方斜刺 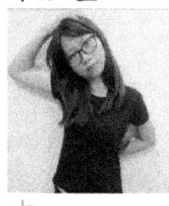 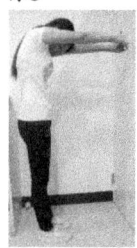	左手放右耳上方頭部，頭向左傾斜，並用左手加壓 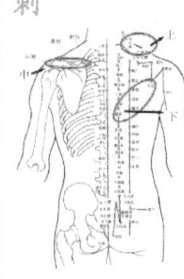 中 雙手合掌，肩膀向前延伸、做拱背動作，可以伸展中斜方肌。 下 1. 坐著雙腿往前伸直. 2. 彎曲左腳將左踝放在右膝右側外. 3. 用左手抓著左踝向後靠. 4. 左肘緊靠左膝內側.左肩向右旋轉.然後左肩前後來回. 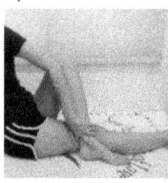

前鋸肌					
起點 從上往下數的第一到第八肋骨上。 **止點** 在肩胛骨的內側和下角的前面。 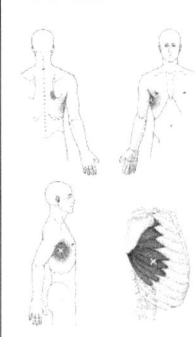	1. 中段側胸部痛 2. 乳房疼痛敏感 3. 背部膏肓下段疼痛 4. 氣短/呼吸困難 5. 內側踝疼痛 6. 尺側腕及掌疼痛 7. 4-5手指掌側疼痛	1. 游泳 2. 網球 3. 體操 4. 快跑 5. 舉重物過頭 6. 伏地挺身 7. 劇咳 8. 突然用力轉方向盤 9. 換氣過度	大包 （腋下6寸第六肋凹） 淵腋 （腋下3寸第四肋凹） 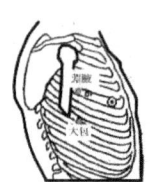	25G35mm **針往肋骨邊緣直刺** **注意氣胸**	左側痛 坐椅子上,左手伸到椅背後,抓著椅子,身體往右施力 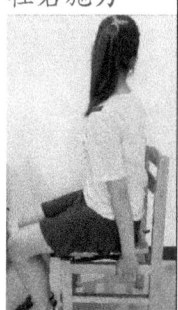

| 後上鋸肌 起於 C6-T3 止於第2-5肋後緣 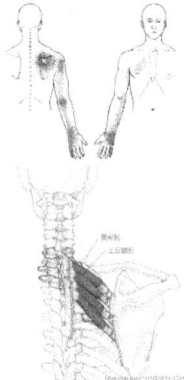 | 1. 伸長手臂提起物品或患側側躺痛 2. 肩胛骨下疼痛 疼痛持續，即使在休息 3. 偶爾會感到胸部肌肉疼痛 4. 膏肓上區痛，5. 肩膀酸痛沿著手臂背部疼痛 6. 內側踝疼痛 7. 鷹嘴疼痛 8. 前臂尺側痛 9. 疼痛的手腕 10. 手腕背側痛 11. 小指痛 | 1. 呼吸困難（哮喘，肺氣腫，支氣管炎，肺炎） 2. 體育活動喘氣 換氣過度 3. 在過高書桌寫字 | 附分- T2旁開3寸當肩胛骨內緣 **風門** 背部第二胸椎棘突下旁開1.5寸處，約與肩胛骨上角相平 | 側躺肩胛骨盡量外展 25G35mm 針往外斜刺 注意氣胸 | 站著，雙臂鬆散地垂兩側。慢慢地，深深吸氣，慢慢提高雙臂直到頭上方。 保持5秒鐘。同時慢慢呼氣降低雙臂回兩側。 重複3-6次，每日至少三次。 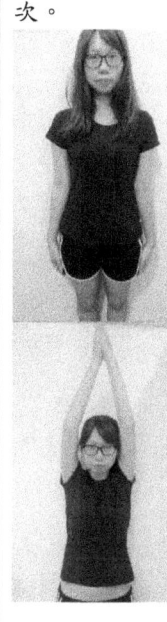 |

| 後下鋸肌 起於 T11-L2 棘突 止於9-12肋 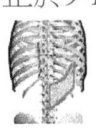 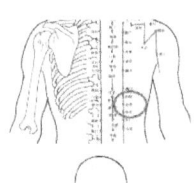 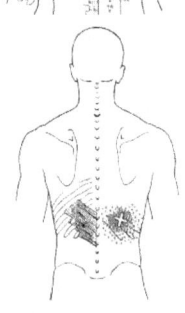 | 1.腰肋區痛 2.靠近腎區疼痛 3.伸懶腰手舉過頭時腰背疼痛 4.扭動腰部時腰背疼痛 5.彎腰時腰背疼痛 | 1.抬起物品時扭動身體 2.搬重物轉身放下 3.身體側彎過頭 4.在梯子上仰身工作 5.使用背部肌肉抬起重物，而不是腿部肌肉 6.睡在一個下垂或太軟的床墊 7.長短腳 | 陽綱 背部第10胸椎棘突下旁開3寸處 意舍 背部第11胸椎棘突下旁開3寸 胃倉 背部第12胸椎棘突下旁開3寸處 | 25G35mm 針向肋骨方向斜刺 注意氣胸 | 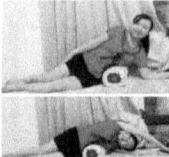 左側臥，肋下墊枕頭，雙手伸直，舉到頭上，頭頸自然下垂，維持10秒 |

多裂肌	主要症狀：		T4:	25G35mm 針向	坐直了,同
起於各脊棘突 止於脊橫突 T4,L2 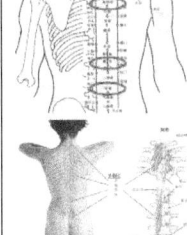 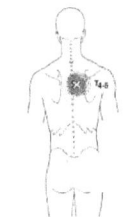 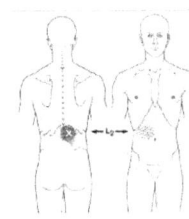	依肌肉區段而不同, T4-5**所造成之背痛** 1.頸背部疼痛 2.上膏肓背部疼痛 L2 1.腰痛腹痛 2.腹脹/噁心/腹部痙攣 3.腸激躁症 4.下腹痛 5.腰痛 6.腰椎疼痛 7.骶髂關節疼痛 8.骶臀及疼痛	1.長時間坐著不動 2.鞭甩症候 3.寒冷肌肉收縮 4.過度負重 5.突然彎腰又轉身	**厥陰俞** 背部第四胸椎棘突下旁開1.5寸處 **華佗夾脊** 當第1胸椎至第5腰椎棘突下,後正中線旁開0.5寸 **T4夾脊** **L2夾脊**	脊椎方向斜刺 注意氣胸	步轉動你的頭,頸,肩,胸腰椎,用雙手抓住椅子的背面。轉到面對背部的椅子。 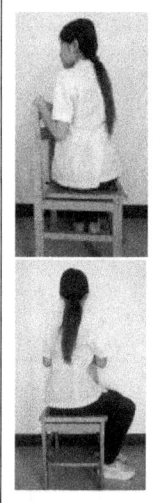

胸髂肋肌-T6 起點在下方的六根肋骨， 終點在最上方的六根肋骨	1. 胸部疼痛 2. 背部膏肓下區痛 3. 上肩膀酸痛	1. 長時間坐姿(旅行) 2. 疲勞又背重物或背部吹寒風 3. 突然彎腰同時轉身 4. 鞭甩症候	譩譆- T6旁開3寸 (4指幅)	25G35mm 針往下斜刺 注意氣胸	仰臥，屈膝向胸，兩手握住膝蓋，使臀部離開地面
胸髂肋肌 T11 起於7-12肋弓角 止於C7橫突第1-5肋弓角	1. 下腹部疼痛 2. 闌尾炎樣 3. 骶髂關節疼痛 4. 腰痛 5. 上背部疼痛 6. 肩膀酸痛	1. 長時間坐姿(旅行) 2. 疲勞又背重物 3. 背部吹寒風 4. 突然彎腰同時轉身 5. 鞭甩症候	意舍 背部第11胸椎棘突下（脊中）旁開3寸處	25G35mm 針往下斜刺	仰臥，屈膝，兩手環抱大腿，使臀部離開地面

髂腰肌					
腰大肌 起於 T12 止於小轉子/ **腰小肌** 起於 T12,L1-2 止於恥骨上支/ **髂骨肌** 起於髂骨窩內側 止於小轉子 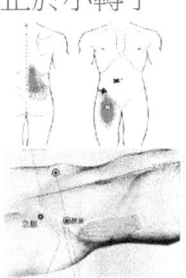 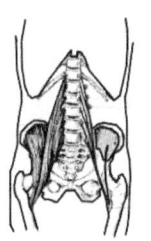	1. 從坐姿站起有困難 2. 仰臥起坐疼痛或無力 3. 腰椎疼痛 4. 骶髂關節疼痛 5. 腹股溝疼痛 6. 大腿前側疼痛	1. 坐了很長一段時間 2. 像胎兒般捲睡 3. 超重 4. 劇烈跑步 5. 爬樓梯 6. 仰臥起坐或腿起坐 7. 長短腳 8. 反覆起立坐下 9. 長時間開車或坐在深軟的沙發椅	**維道** 腹部，髂前上棘前下方凹陷處，對腹股溝處 **急脈** 腹股溝部，恥骨結節外側，股動脈搏動處，距前正中線二寸五分。	**維道**25G35mm針往下斜刺 **急脈**25G75mm長針往下斜刺股動脈外側2指幅向外下直刺注意股動脈及股神經	痛腳在後，保持伸直，以身體重量往下壓 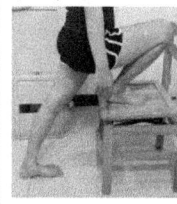

腹直肌					
腹直肌 上部上端 起於肌肉中間橫腱止於5-7肋軟骨 下部末端 起於恥骨嵴止於肌肉中間橫腱 下部邊緣 起於恥骨嵴止於肌肉中間橫腱 **腹直肌下部** 起於恥骨嵴止於肌肉中間橫腱 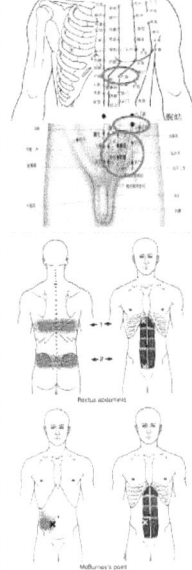	上部上端 腹脹/噁心/上腹部左右痛/腰痛 下部末端 下腹部疼痛臀部疼痛 下部邊緣 闌尾炎樣的絞痛骶髂關節疼痛 下部 下腹部疼痛腹直肌症候群（The rectus abdominis syndrome）	1. 鍛煉肌肉（仰臥起坐） 2. 慢性咳嗽 3. 坐了很長一段時間 4. 坐在歪扭位子 5. 分娩 6. 腹部手術 7. 慢性便秘 8. 背著沉重的背包 9. 緊張 10. 曝露於寒冷	上部上端 **不容**臍上6寸旁開2寸 下部末端 **氣沖**臍下5寸旁開2寸 **橫骨**臍下5寸旁開1寸 下部邊緣 **腹結**大橫（臍下4寸旁開4寸），下1.3寸處。 下部 **水道** 臍下3寸（關元）旁開2寸處 **歸來** 臍下4寸旁開2寸處	25G35mm **針直刺**	俯臥,下腹部貼地,抬起上身,以手肘支撐 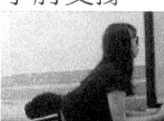

腰薦臀部

腰方肌	胸最長肌	胸髂肋肌	髂腰肌	多裂肌 S1	多裂肌 S4	尾骨肌
表層1 起於髂骨嵴後髂腰韌帶 止於12肋內側 表層2 起於髂骨嵴後髂腰韌帶 止於 L1-2橫突 深層 起於髂骨嵴後髂腰韌帶 止於 L2-4橫突 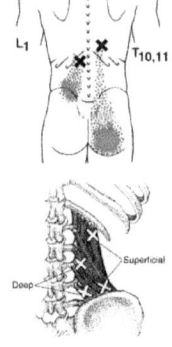	T10-11 起於腰椎橫突止於所有胸椎橫突及1-9肋 L1 起於腰椎橫突止於所有胸椎橫突及1-9肋 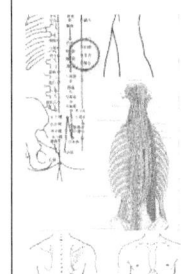	T11 起於7-12肋弓角 止於 C7橫突第1-5肋弓角 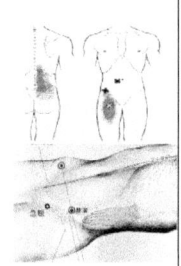	腰大肌 起於 T12止於小轉子/ 腰小肌 起於 T12,L1-2止於恥骨上支/ 髂骨肌 起於髂骨窩內側止於小轉子 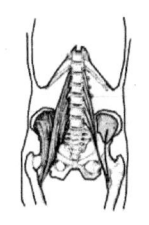	起於脊棘突起點 止於脊橫突 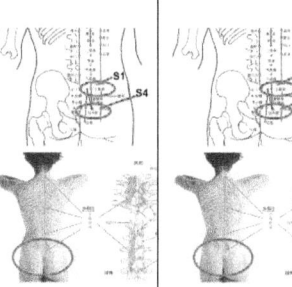	起於脊棘突起點 止於脊橫突	起於尾骨 止於尾骨 提肛肌 起於坐骨棘恥骨 止於尾骨 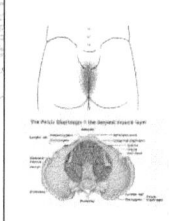

閉孔內肌	梨狀肌	臀大肌	臀中肌	臀小肌	比目魚肌	腰髂肋肌
起於骨盆內口 止於大轉子	起點薦椎前面 止點大轉子上面內側	起於髂骨後側後髂骨嵴薦尾骨後側 止於大轉子闊筋膜髂脛束	起於髂骨嵴前3/4外面 止於大轉子	前後部 起於髂骨外緣 止於大轉子前面	起點腓骨頭後 止於跟骨後	起於薦椎 止於7-12肋弓角
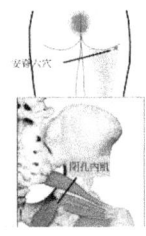	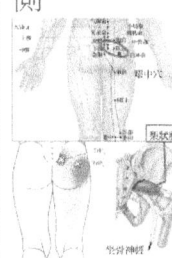	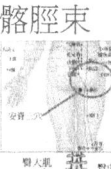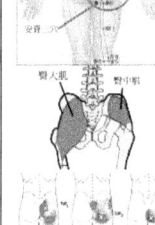	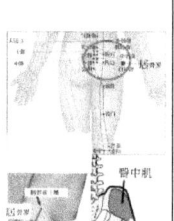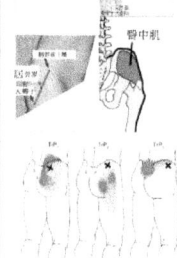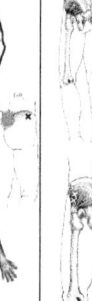	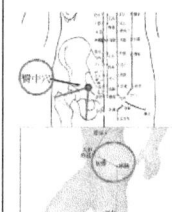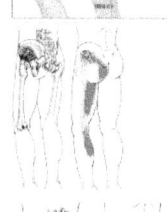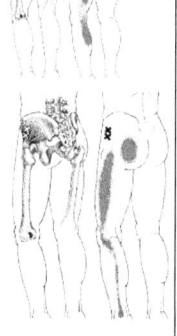	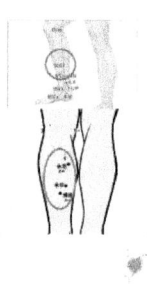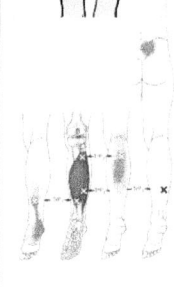	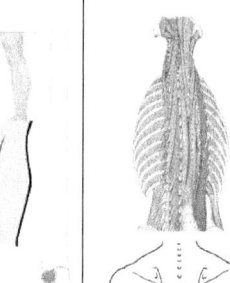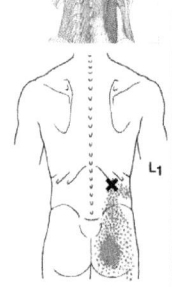

主要肌肉	常見症狀	原因	治療點	特殊事項	復健伸展 STRETCH
腰方肌 表層1 起於髂骨嵴後髂腰韌帶止於12肋內側 表層2 起於髂骨嵴後髂腰韌帶止於L1-2橫突 深層 起於髂骨嵴後髂腰韌帶止於L2-4橫突	1. 無法仰臥轉身側躺 2. 無法向前彎腰 3. 屁股痛 4. 髂骶區痛 5. 大腿外側髖區痛 6. 下腰痛 7. 下腹外側痛（腰方肌表層段）	1. 抱小孩提舉重物姿勢不對 2. 從小汽車座位起來 3. 車禍撞擊 4. 穿褲子姿勢不對（半蹲著穿） 5. 長短腳 6. 床過軟	表層1 **肓門** 當第1腰椎棘突下，旁開3寸。 表層2 **大腸俞** 腰部第四腰椎棘突下（腰陽關）旁開1.5寸處，約與髂嵴最高點相平。 深層 **氣海俞** 第三腰椎棘突下旁開1.5寸處。 **下極俞** 腰部，當後正中線上，第三腰椎棘突下。 **腰陽關** 第四腰椎（十六椎）棘突下凹陷處，約與髂嵴相平。	25G35mm 針直刺	仰臥,左腳擺向左方，上半身不動,下半身轉呈90度角，左腳屈膝垂直及貼地，伸展腰方肌。

肌肉	症狀	原因	針灸穴位	針具	伸展姿勢
胸最長肌 T10-11 起於腰椎橫突 止於所有胸椎橫突及1-9肋 L1 起於腰椎橫突 止於所有胸椎橫突及1-9肋	從椅子起來或上樓會痛 **T10-11** 骶臀及疼痛 臀部疼痛 **L1** 骶髂關節疼痛 腰痛 腰椎疼痛	1. 長時間坐姿(旅行) 2. 疲勞又背重物 3. 背部吹寒風 4. 突然彎腰同時轉身 5. 鞭甩症候	T10-11 膽俞 背部第10胸椎棘突下旁開1.5寸處。 L1 三焦俞 腰部第一腰椎棘突下旁開1.5寸處	25G35mm 針直刺	仰臥屈膝兩手環抱大腿使臀部離開地面
胸髂肋肌 T11 起於7-12肋弓角 止於C7橫突第1-5肋弓角	1. 下腹部疼痛 2. 闌尾炎樣 3. 骶髂關節疼痛 4. 腰痛 5. 上背部疼痛 6. 肩膀酸痛	1. 長時間坐姿(旅行) 2. 疲勞又背重物 3. 背部吹寒風 4. 突然彎腰同時轉身 5. 鞭甩症候	意舍 背部第11胸椎棘突下(脊中)旁開3寸處	25G35mm 針往下斜刺	仰臥,屈膝,兩手環抱大腿,使臀部離開地面

肌肉	症狀	誘發動作	穴位	針法	伸展
髂腰肌 **腰大肌** 起於T12 止於小轉子/ **腰小肌** 起於T12,L1-2 止於恥骨上支/ **髂骨肌** 起於髂骨窩內側 止於小轉子 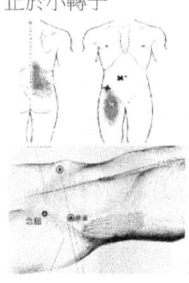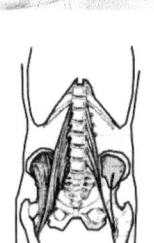	1. 從坐姿站起有困難 2. 仰臥起坐疼痛或無力 3. 腰椎疼痛 4. 骶髂關節疼痛 5. 腹股溝疼痛 6. 大腿前側疼痛	1. 坐了很長一段時間或坐在深軟的沙發椅 2. 像胎兒般捲睡 3. 超重 4. 劇烈跑步 5. 爬樓梯 6. 仰臥起坐或腿起坐 7. 長短腳 8. 反覆起立坐下	**維道** 腹部，髂前上棘前下方凹陷處，對腹股溝處 **急脈** 腹股溝部，恥骨結節外側，股動脈搏動處，距前正中線二寸五分。	**維道**25G35mm針往下斜刺 **急脈**25G75mm長針往下斜刺股動脈外側2指幅向外下直刺注意股動脈及股神經	痛腳在後，保持伸直，以身體重量往下壓 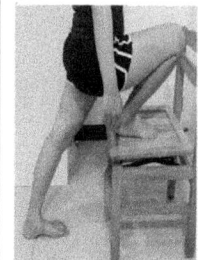
腰髂肋肌 起於薦椎 止於7-12肋弓角 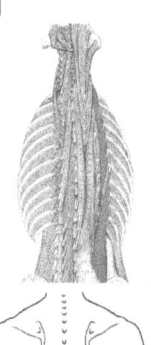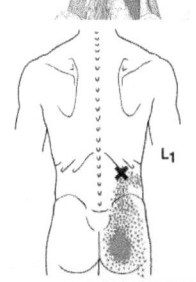	1. 疼痛在下腰背 2. 疼痛集中在臀部 3. 偶爾疼痛在低腹部 4. 骶髂關節區痛	1. 突然起身同時彎腰 2. 反覆起立坐下 3. 試圖抬起沉重物體 4. 捲曲身體躺著 5. 長時間開車或坐在深軟的沙發椅 6. 長短腳	**肓門** 腰第一椎下旁開3寸 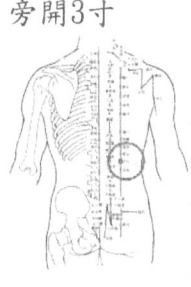	25G35mm 針直刺	仰臥，屈膝，兩手環抱大腿，使臀部離開地面 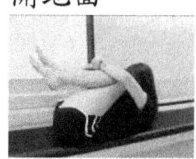

多裂肌 S1 起於脊棘突起點止於脊橫突	1. 上薦區痛 2. 臀部內側痛 3. 尾椎區痛 4. 臀下線大腿痛 5. 下腹盲腸樣痛	1. 長時間坐姿(旅行) 2. 疲勞又背重物 3. 背部吹寒風 4. 突然彎腰同時轉身 5. 鞭甩症候	**小腸俞** S1棘突旁開1.5寸	25G35mm 針直刺	坐直了,轉動你的頭,頸,肩,胸腰椎,用雙手抓住椅子的背面。讓您面對背部的椅子。
多裂肌 S4 起於脊棘突起點止於脊橫突	1. 下薦區痛 2. 臀部內側痛	1. 長時間坐姿(旅行) 2. 疲勞又背重物 3. 背部吹寒風 4. 突然彎腰同時轉身 5. 鞭甩症候	**白環俞** S4棘突旁開1.5寸	25G35mm 針直刺	坐直了,轉動你的頭,頸,肩,胸腰椎,用雙手抓住椅子的背面。讓您面對背部的椅子。
	1. 上薦區痛 2. 臀部內側痛		**小腸俞** S1棘突旁開1.5寸		

肌肉	症狀	原因	針刺穴位	針具	伸展
尾骨肌 起於尾骨 止於尾骨 **提肛肌** 起於坐骨棘恥骨 止於尾骨	肛門區痛	1.車禍或跌坐 2.慢性痔瘡	**長強** 尾骨尖端下,肛門後方凹陷中,伏臥,當尾骨端與肛門連線的中點處	25G35mm 針直刺	仰臥,抬腿屈膝,雙手托住膝窩,慢慢拉開雙腿往外下方,,呈青蛙狀
閉孔內肌 起於骨盆內口 止於大轉子	1.直腸肛門脹滿感 2.大腿後上側痛, 3.會陰痛,痛經, 4頻尿, 排尿困難, 5便秘	1.跌坐或車禍 2.骨盆手術後遺症 3.骨盆腔炎 4.長時間給下腹壓力:痔瘡或捲曲身體坐著	**安脊六穴-承扶穴外開3.5寸**(承扶與大轉子頂端連線中點	25G75mm 針直刺 注意坐骨神經	以青蛙姿勢趴著,臀部前後伸展
尾骨肌 起於尾骨	肛門區痛	1.車禍或跌坐	**長強**		

肌肉	症狀	誘因	穴位	針具	伸展
梨狀肌 起點薦椎前面 止點大轉子上面內側 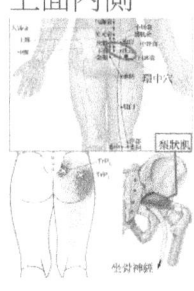	1. 下腰部脊椎區痛 2. 臀部疼痛 3. 坐骨神經痛 4. 大腿後側和髖關節疼痛 5. 陽痿,性交疼痛 6. 壓力性尿失禁 7. 肛門/生殖器/會陰痛/盆腔疼痛	1. 長時間坐著開車踩剎車 2. 盤腿坐著中間放大型物件 3. 彎腰又往旁邊提起重物 4. 骨盆腔炎 5. 快速移動突然改變方向-打網球籃球足球	**環中** 當股骨大轉子與骶管裂孔連線的內1/3折點。亦即環跳穴與腰俞連線的中點處 **白環俞** 骶部骶正中嵴旁開1.5寸,與第四骶後孔相平處,當下髎外方 **秩邊** 臀部,骶正中嵴旁開3寸,與第4骶後孔(下髎)及二十一椎下相平處,當坐骨大孔中。	25G75mm 針直刺注意坐骨神經 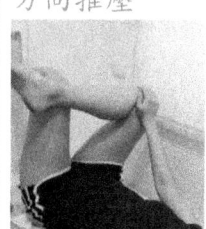	仰臥,曲膝,,將患側提起,外開足踝,跨放另一腿膝蓋上,將同側手掌,放在膝頭上,輕輕往另一腿腳尖方向推壓
臀大肌 起於髂骨後側後髂骨嵴薦尾骨後側 止於大轉子闊筋膜髂脛束 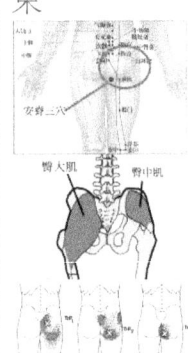	1. 臀部疼痛 2. 骶髂關節疼痛 3. 大腿外側和髖關節疼痛 4. 坐骨神經 5. 上下坡膝蓋後面痛 6. 游自由式臀痛	1. 身體彎曲上下樓或斜坡 2. 跌坐地上 3. 長時間坐著伸直雙腿微後仰的姿勢 4. 後口袋有皮夾 5. 自由式游太久 6. 大腳趾蹠骨過短	**白環俞** 在骶部,當骶正中嵴旁1.5寸,平第四骶後孔, **承扶** 大腿後面,臀下橫紋的中點 **安脊三穴** (骶部尾骨端旁開5分凹陷處)承扶內開2.5寸	25G35mm 針直刺 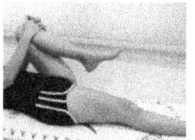	仰臥,以雙手將患側膝蓋拉靠前胸

| 臀中肌 起於髂骨嵴前3/4外面 止於大轉子 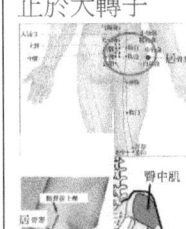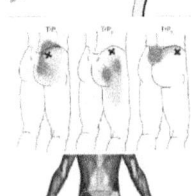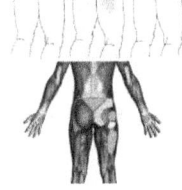 | 1. 腰椎疼痛 2. 骶髂關節疼痛 3. 臀部疼痛 4. 疼痛向下延伸大腿的外上側 5. 疼痛延伸到大腿的背面 6. 坐或站立的時間過長時疼痛加重 7. 走路痛 8. 側躺痛 9. 盤坐痛 | 1. 坐的時間長 2. 雙腿交叉站 3. 在硬表面的時間過長 4. 沙地行走 5. 攜帶重物或抱小孩依著臀部 6. 總是在一邊背著沉重的物體，如重公事包等 7. 有氧運動 8. 舉重 9. 跌坐地上 10. 長時間單腳站 11. 坐著後口袋有皮夾 12. 長時間打球 13. 長跑 14. 第二腳趾蹠骨過長 | **胞肓** 臀部，骶中嵴旁開3寸，與第2骶後孔（次髎）及第十九椎下相平。 **臀中** 位于臀部，以股骨大轉子和坐骨結節間連線為底邊，向上作一等邊三角形，其頂點是穴。 **居髎** 髖部，髂前上棘與股骨大轉子突出部連線的中點處 | 25G35-70mm 針直刺 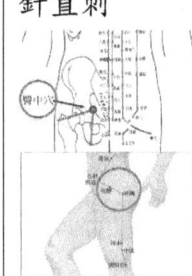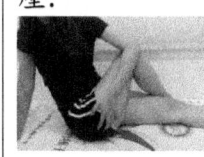 | 坐地,雙腿交叉前伸,右側腿彎膝在上,以外踝緊靠左腿外側,右手撐身後,左手環抱右膝,將右腿往左輕壓. |

臀小肌 前後部起於髂骨外緣 止於大轉子前面 後部 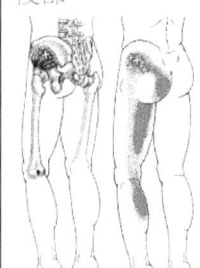 前部 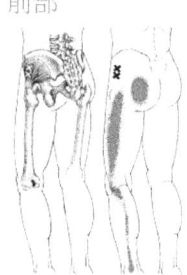	1. 臀部疼痛 2. 從坐姿站起困難 3. 側躺患側會痛 後部 站起來時大腿後側痛 小腿後側疼痛到腳踝 前部 大腿外側和髖關節疼痛 坐骨神經痛麻木的臀部和大腿到腳踝	1. 三七步站著太久 2. 長時間雙腿交叉坐 3. 行走和攜帶重物 4. 以臀部抱小孩 5. 腿瘸行走的時間過長 6. 跌坐地上 7. 長跑長快步走 8. 坐著褲後口袋有皮夾	後部 **環跳** 髂後上棘，坐骨結節與股骨大轉子突起部連線所圍成之三角形區的中央處定穴 **臀中** 位于臀部，以股骨大轉子和坐骨結節間連線為底邊，向上作一等邊三角形，其頂點是處 前部 **居髎** 髖部，髂前上棘與股骨大轉子突出部連線的中點	25G35-70mm 針直刺 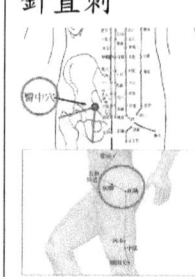	仰臥，左膝彎曲，左踝跨放右膝上，用右手，將左膝往身體右側地板輕壓，維持10到30秒. 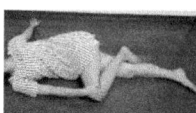

比目魚肌 起點腓骨頭後 止於跟骨後 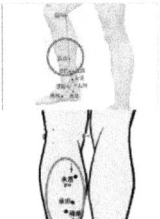 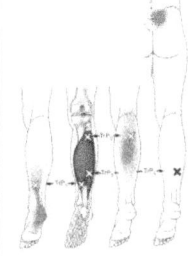	1. 臀部疼痛 2. 後膝關節疼痛 3. 小腿後側痛 4. 後踝關節疼痛 5. 腳後跟疼無法站立 6. 足底中部疼痛 7. 不寧腿綜合徵 8. 磨牙（磨牙症）	1. 步行上山 2. 攀登 3. 爬樓梯 4. 自行車 5. 跳躍 6. 穿高跟鞋 7. 使用躺椅小腿背面放腳凳上 8. 小腿打石膏或支架 9. 常爬陡坡 10. 在沙灘行走 11. 鞋底太硬 12. 樓梯踩空只有腳尖著地 13. 椅子太高腳懸空一直墊腳尖踏地	臀部疼痛- **飛揚** 小腿後面，外踝後（崑崙）直上7寸，當承山外下方1寸凹陷處 足底中部疼痛- **築賓** 腿內側面，內踝尖上5寸，太溪與陰谷的連線上，當腓腸肌肌腹內下方凹陷處 後膝關節疼痛/小腿後側痛- **承筋** 腿後面，委中下5寸，腓腸肌肌腹中央，當委中與承山的連線上 肌肉本體痛- **承山** 腿後面正中，委中下8寸，腿肚下分肉間	25G35-70mm 針直刺	患肢踏在斜板上,伸展小腿肌 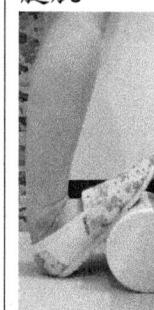

大腿部
前側及內側

髂腰肌	恥骨肌	內收大肌 上部,中部	股中間肌
腰大肌 起於 T12 止於小轉子/ **腰小肌** 起於 T12,L1-2 止於恥骨上支/ **髂骨肌** 起於髂骨窩內側 止於小轉子 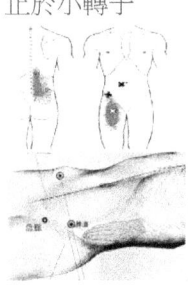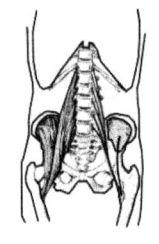	起於恥骨上支 止於股骨後內側 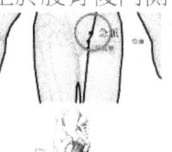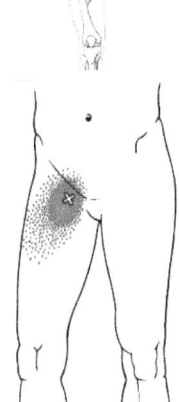	起點坐骨支, 止點股骨嵴到內收肌裂孔, 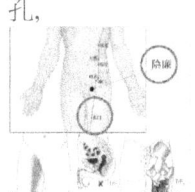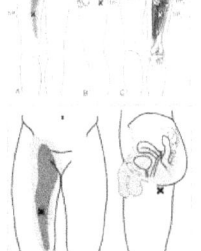	起於股骨幹上2/3內側面 止於膝蓋骨 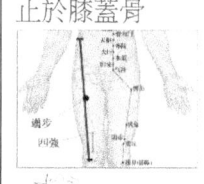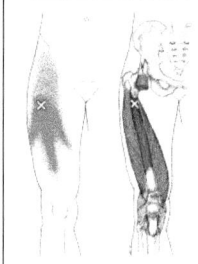

股內側肌	股內收肌	縫匠肌	股薄肌
起於股骨幹後內側 止於膝蓋骨內側 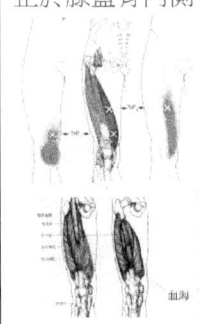	**長肌**起於恥骨 止於股骨嵴大腿中段 **短肌**起於恥骨下支 止於股骨嵴內收長肌後面 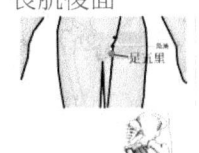 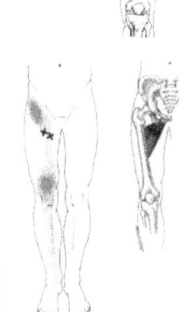	起於髂前上棘 止於脛骨內側（上中下部） 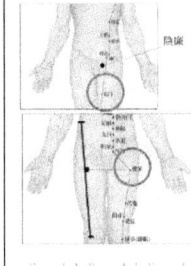 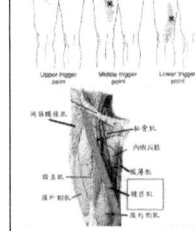	起於骨盆外側下方 止於脛骨內側面 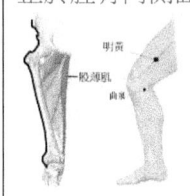 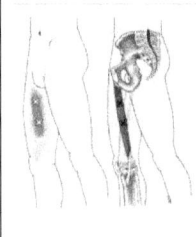

主要肌肉	常見症狀	原因	治療點	特殊事項	復健伸展 STRETCH
髂腰肌 腰大肌 起於 T12 止於小轉子/ 腰小肌 起於 T12,L1-2 止於恥骨上支/ 髂骨肌 起於髂骨窩內側 止於小轉子	1. 從坐姿站起有困難 2. 仰臥起坐疼痛或無力 3. 腰椎疼痛 4. 骶髂關節疼痛 5. 腹股溝疼痛 6. 大腿前側疼痛	1. 坐了很長一段時間 2. 像胎兒般捲睡 3. 超重 4. 劇烈跑步 5. 爬樓梯 6. 仰臥起坐或腿起坐 7. 長短腳 8. 反覆起立坐下 9. 長時間開車或坐在深軟的沙發椅	**維道** 腹部，髂前上棘前下方凹陷處，對腹股溝處 **急脈** 腹股溝部，恥骨結節外側，股動脈搏動處，距前正中線二寸五分。	**維道**25G35mm 針往下斜刺 **急脈**25G75mm 長針往下斜刺股動脈外側2指幅向外下直刺注意股動脈及股神經	痛腳在後，保持伸直，以身體重量往下壓

恥骨肌 起於恥骨上支止於股骨後內側 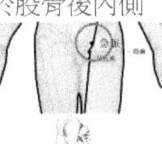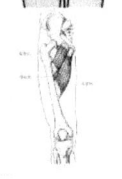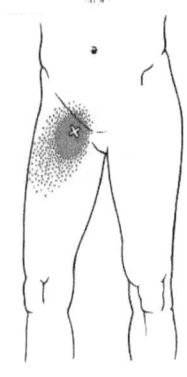	1. 腹股溝部疼痛 2. 骨盆腔痛 3. 大腿內側前側痛無法向側面張開	1. 長時間腿壓在身體下睡覺 2. 長短腳 3. 翹腿坐 4. 騎馬只用腿夾沒用腳力 5. 體操 6. 滑倒 7. 髖關節置換手術	**急脈** 腹股溝部，恥骨結節外側，股動脈搏動處，距前正中線二寸五分。	25G75mm 長針 向外下斜刺 注意股動脈及股神經	身體直立，雙手叉腰。彎屈健康左膝，讓膝蓋的位置在腳的正上方，痛側右腿保持伸直與腳跟貼地不可離開地面。將身體慢慢移向左側伸展。再放鬆回復起始位置 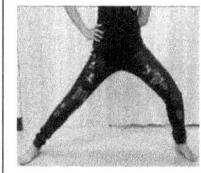
內收大肌 上部,中部 起點坐骨支, 止點股骨嵴到內收肌裂孔, 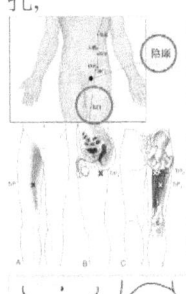	1. 睡覺無法平放腿部 2. 深層次的疼痛： 3. 盆腔疼痛,有時引薦感到恥骨,陰道和直腸。偶爾形容膀胱疼痛 **中部** 1. 腹股溝拉傷痛 2. 疼痛沿腹股溝和大腿內側肌群 Hip Adductors（內收大肌,長短肌,恥骨肌和股薄肌） **上部** 1. 骨盆內疼痛 2. 性行為疼痛	1. 大腿內側肌肉過度使用踢腿 2. 長時間開車騎馬 3. 武術和足球體操 4. 冰上運動滑倒	**中部** **箕門** 大腿內側，血海上6寸,血海與衝門的連線上,當髕底內側端上8寸凹陷處 **上部** **陰廉** 大腿內側根部,氣衝直下二寸,當恥骨結節下方1指幅,內收長肌外緣凹陷處。或于足五里直上一寸處	25G35mm 針直刺	坐姿,屈膝兩腳掌相連並靠近身體,雙手握緊腳掌固定。將雙膝緩慢的向地板靠近伸展,維持姿勢10-30秒,然後回復至起始位置。 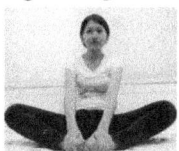

肌肉	症狀	成因	穴位	針具	伸展
股中間肌 起於股骨幹上2/3內側面 止於膝蓋骨 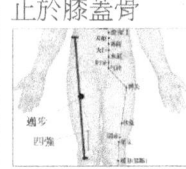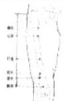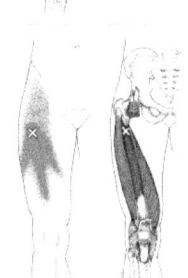	1.膝蓋搖晃不穩 無法上樓梯 2.坐著無法伸直膝蓋 3.疼痛在大腿的前部中間	1.攀登跑步和快走 2.下樓踩空 3.坐在一邊腿筋上,或坐著腿中間有重物	四強 髕骨上緣中點直上4.5寸 邁步 位於大腿之前,當髂前上棘與髕底外側端的連線中點上,髖關下2.5寸	25G35mm 針直刺	先將一腳站立,另一腳彎曲往臀部方向提起 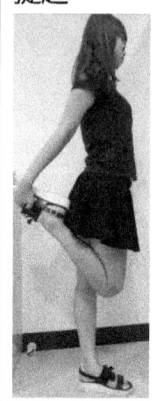
股直肌 起於髂前下棘止於膝蓋骨上方 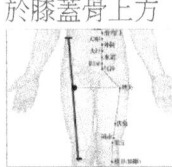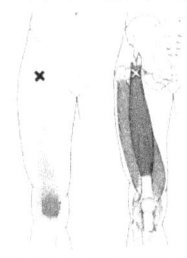	1.下樓腿部無力,無法伸直膝蓋 2.疼痛在大腿的前部,向下延伸到膝關節的內側 3.不寧腿綜合徵 4.睡覺時在大腿前劇痛	1.運動時一直彎曲膝蓋:攀登,跑步和快走 2.踢足球游泳 3.下樓踩空 4.穿高跟鞋 5.坐在一邊腿筋上,或坐著腿中間有重物	髀關 大腿前面,髂前上棘與髕底外側端的連線上,屈股時,與會陰相平的縫匠肌外側凹陷處	25G35mm 針直刺	先將一腳站立,另一腳彎曲往臀部方向提起 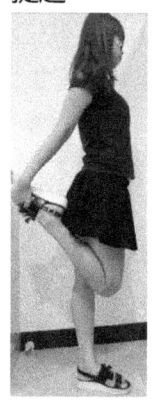

肌肉	症狀	原因	穴位	針具	伸展
股內側肌 起於股骨幹後內側 止於膝蓋骨內側 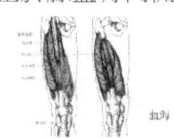	1. 膝前疼痛 2. 前內側膝關節疼痛 3. 膝關節屈曲喀聲 4. 大腿內側疼痛	1. 運動時一直彎曲膝蓋 2. 下樓踩空 3. 坐在一邊腿筋上，或坐著腿中間有重物	血海 大腿內側，髕底內側端上2寸，當股四頭肌內側頭隆起處	25G35mm 針直刺	先將一腳站立，另一腳彎曲往臀部方向提起 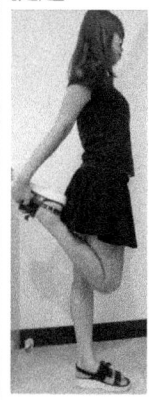
股內收肌 長肌 起於恥骨 止於股骨嵴大腿中段 短肌 起於恥骨下支 止於股骨嵴內收長肌後面 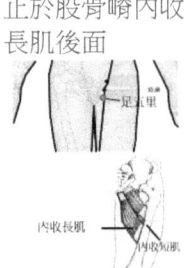 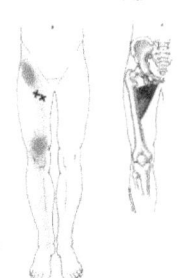	1. 腹股溝疼痛 2. 大腿前上側髖部疼痛 3. 膝前疼痛 4. 前側膝關節疼痛 5. 前腿內側痛 6. 臀部和大腿的運動受限	1. 用雙腿交叉的長時間坐著 2. 騎馬 3. 滑冰跌倒 4. 長時間開車	足五里 大腿內側根部，恥骨結節下方，當氣衝直下3寸，約當箕門上五寸處	25G35mm 針直刺	坐姿，屈膝兩腳掌相連並靠近身體，雙手握緊腳掌固定。將雙膝緩慢的向地板靠近伸展，維持姿勢10-30秒，然後回復至起始位置。 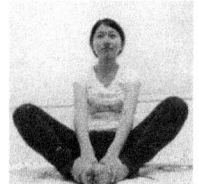

| 縫匠肌 起於髂前上棘 止於脛骨內側（上中下部） 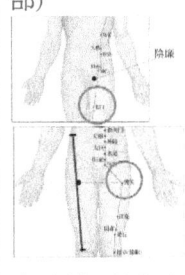 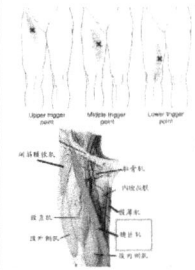 | 大腿前側疼痛無力爬樓梯 上部： 麻木/從外臀刺痛沿大腿前側,到膝內側（感覺異常性股痛） 中部： 大腿內側疼痛 下部： 前內側膝關節疼痛,上/下腿部抽筋 | 1. 長時間雙腿交叉坐著,（躺椅,睡覺） 2. 滑倒或失足 3. 單腳為重心急轉彎的體育（籃球,足球） 4. 長途大步幅行走 | 上部 髀關 大腿前面,髂前上棘與髕底外側端的連線上,屈股時,與會陰相平的縫匠肌外側凹陷處 中部 箕門 大腿內側,血海上6寸,血海與衝門的連線上,當髕底內側端上8寸凹陷處 下部 陰包 大腿內側,股骨內上髁上四寸,當股內收肌與縫匠肌之間凹陷處 | 25G35mm 針上部髀關往內側縫匠肌斜刺 中部 箕門往外側縫匠肌斜刺 下部 陰包 往外側縫匠肌斜刺 | 站在長凳或平台旁以便支撐平衡,用同側手抓住痛腿腳跟往後臀彎曲,保持你的軀幹筆直挺拔。採取深呼吸。當你呼氣,慢慢彎曲腿部升高,按推到臀部,直到你感到輕微的大腿前面伸展。按住伸展30秒然後放鬆。 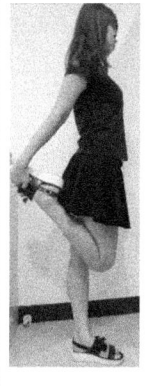 |
| 股薄肌 起於骨盆外側下方 止於脛骨內側面 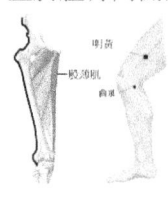 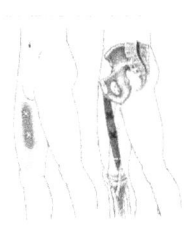 | 1. 骨盆,延伸到腹股溝或大腿內側疼痛 2. 單腿旋轉時（即踢球,短跑,跳躍,爬樓梯或進行中突然變化方向）會變得更糟; 3. 疼痛是恆定的,即使在休息,變換體位不消退 4. 前內側膝關節疼痛 **5. 股薄肌綜合症** | 1. 雙腿交叉長時間坐著 2. 騎馬 3. 滑雪 4. 滑倒或失足 5. 劈腿 | 明黃穴 當大腿內側之正中央處是穴（恥骨結節與股骨內髁連線中點） 曲泉 屈膝時,當膝內側橫紋端上方凹陷中 | 25G35mm 針直刺 | 前弓箭步,健肢在前,患肢在後,膝蓋輕輕下壓,保持後腿伸直,後腳跟緊貼地面;到覺得大腿內側舒展 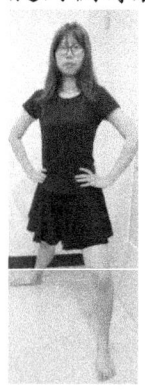 |

大腿外側

股外側肌

起於股骨幹後側上3/4處

止於膝蓋骨外側

闊筋膜張肌

起於髂骨嵴外唇

止於髂脛束

臀小肌

前後部起於髂骨外緣

止於大轉子前面

後部

前部

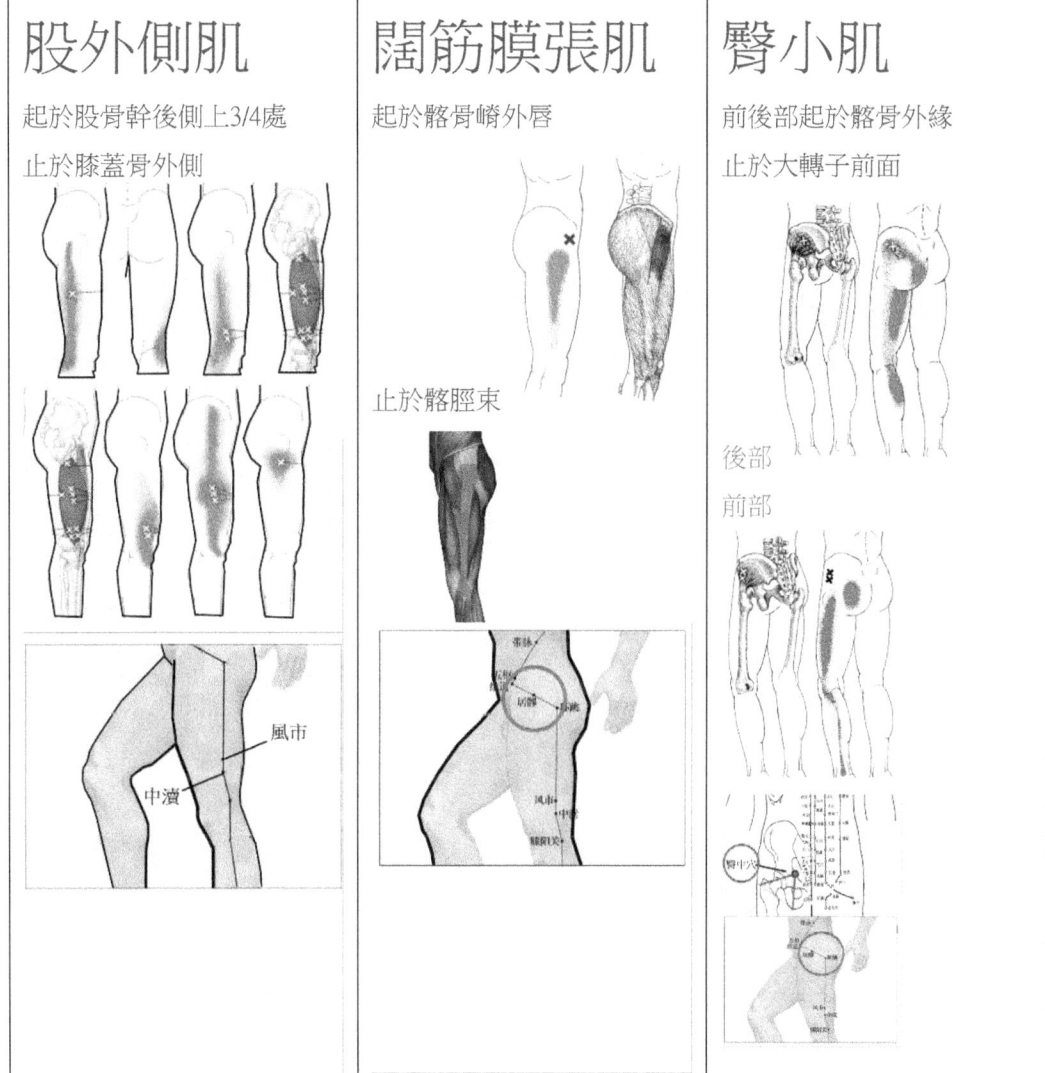

主要肌肉	常見症狀	原因	治療點	特殊事項	復健伸展 STRETCH
股外側肌 起於股骨幹後側上3/4處 止於膝蓋骨外側	1. 大腿外側和髖關節疼痛， 2. 麻木/刺痛的大腿外側（感覺異常性股痛） 3. 爬樓梯困難 4. 膝關節外側疼痛 5. 小腿外側疼痛	1. 攀登 2. 滑雪 3. 一隻腿壓在臀下坐著 4. 長時間大腿上放置重物坐著 5. 使用僵硬的膝蓋護具固定膝蓋。 6. 下樓踩空	**風市** 股外側面正中線上，膕橫紋（膝中）上七寸處。當直立垂手時中指尖所指處 **中瀆** 股外側面正中線上，膕橫紋（膝中）上五寸	25G35mm 針直刺	站在長凳或平台旁以便支撐平衡，用同側手抓住痛腿腳跟往後臀彎曲，保持你的軀幹筆直挺拔。採取深呼吸。當你呼氣，慢慢彎曲腿部升高，按推到臀部，直到你感到輕微的大腿前面伸展。按住伸展30秒然後放鬆。

闊筋膜張肌 起於髂骨嵴外唇 止於髂脛束 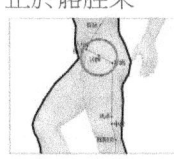 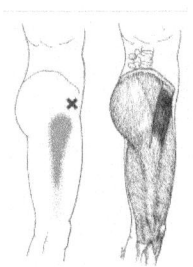 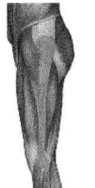	1. 髖關節的前面疼痛 2. 疼痛在髖部的深處往大腿的外側 3. 坐著不適而站著想彎曲膝蓋和臀部會痛 4. 當開始步行或跑步腳接觸地面時疼痛 5. 大腿外側和髖關節疼痛 6. 麻木/刺痛的大腿外側（感覺異常性股痛） 7. Iliotibial tract friction syndrome 髂脛束摩擦綜合症	1. 在不規則傾斜地形行走 2. 跑斜坡上上下下 3. 攀登 4. 騎自行車 5. 跳舞 6. 打球（網球，籃球，排球）	**居髎** 髖部，髂前上棘與股骨大轉子突出部連線的中點處	25G35mm 針直刺	坐著雙腿伸直,痛腿跨過健腿膝蓋外側,以痛側之手臂,握著痛側膝蓋,輕輕往身體內壓 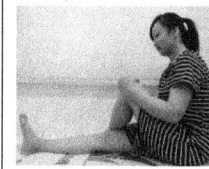

臀小肌					
前後部起於髂骨外緣 止於大轉子前面 後部 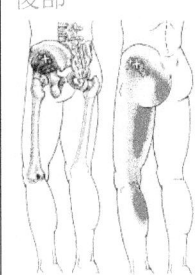 前部 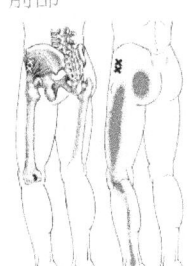	1. 臀部疼痛 2. 從坐姿站起困難 3. 側躺患側會痛 後部 站起來時大腿後側痛 小腿後側疼痛到腳踝 前部 大腿外側和髖關節疼痛 坐骨神經痛麻木的臀部和大腿到腳踝	1. 三七步站著太久 2. 長時間雙腿交叉坐 3. 行走和攜帶重物 4. 以臀部抱小孩 5. 腿瘸行走的時間過長 6. 跌坐地上 7. 長跑長快步走 8. 坐著褲後口袋有皮夾	後部 **環跳** 髂後上棘，坐骨結節與股骨大轉子突起部連線所圍成之三角形區的中央處定穴 **臀中** 位于臀部，以股骨大轉子和坐骨結節間連線為底邊，向上作一等邊三角形，其頂點是處 前部 **居髎** 髖部，髂前上棘與股骨大轉子突出部連線的中點	25G35-70mm 針直刺 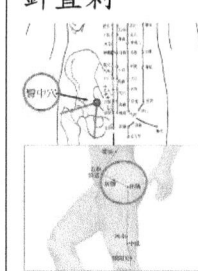	仰臥, 左膝彎曲, 左踝跨放右膝上, 用右手, 將左膝往身體右側地板輕壓, 維持10 到30 秒. 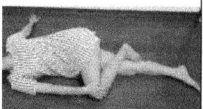

大腿後側

半腱肌 半膜肌	股二頭肌	臀小肌	臀中肌	梨狀肌
起於坐骨結節後面 止於脛骨內髁後內側 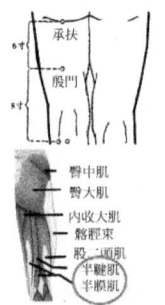 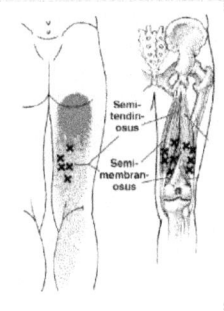	長頭起於坐骨結節後面止於腓骨頭側面 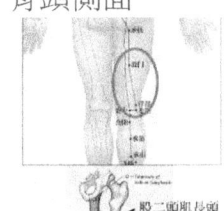 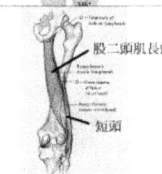 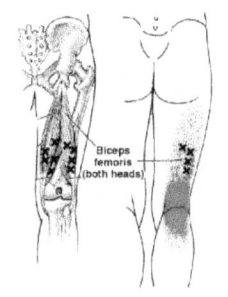 (短頭起於股骨嵴側唇止於腓骨頭側面)	前後部起於髂骨外緣 止於大轉子前面 後部 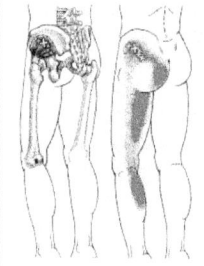 前部 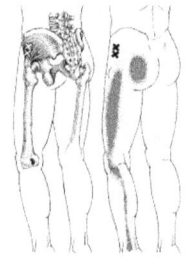 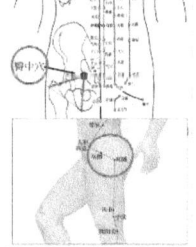	起於 髂骨嵴前3/4外面 止於大轉子 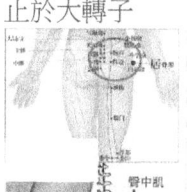 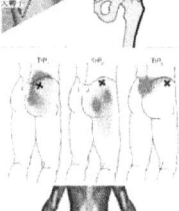 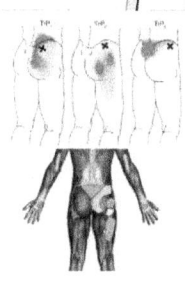	起點薦椎前面 止點大轉子上面內側 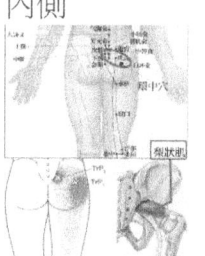

閉孔內肌	多裂肌 S1			
起於骨盆內口 止於大轉子	起於脊棘突起點 止於脊橫突			

主要肌肉	常見症狀	原因	治療點	特殊事項	復健伸展 STRETCH
半腱肌 半膜肌 起於坐骨結節後面 止於脛骨內髁後內側	1. 臀部正下方疼痛 2. 疼痛向大腿背面並進入膝蓋，偶爾進入上部小腿 3. 行走疼痛加劇 4. 睡覺時大腿後側酸痛 5. 坐著時大腿後側深部疼痛上升 6. 臀部疼痛 7. 坐骨神經痛 8. 後膝關節疼痛 9. 小腿後側疼痛	1. 椅子太高坐了太長一段時間 2. 坐在堅硬的表面上 3. 跟腱差的運動員腿筋頻繁受傷踢球（足球，足球） 4. 跨欄 5. 做劈腿	**殷門** 臀下橫紋中點（承扶）與膕橫紋中點（委中）連線的中點處 **承扶** 大腿後面，臀下橫紋的中點	25G35-70mm 針直刺	坐在地上,雙腿伸直, 保持背部挺直, 向前傾斜, 持續10至30秒 或者痛腿伸直, 另一腿屈曲也可.

股二頭肌	1. 後膝關節疼痛 2. 坐骨神經痛 3. 行走時疼痛在膝蓋後部朝向大腿的外側，而行走疼痛加重 4. 坐姿時從腿的背面疼痛上升	1. 椅子過高坐了很長一段時間 2. 坐在堅硬的表面上壓迫到腿筋 3. 跟腱差的運動員腿筋頻繁受傷 4. 足球 5. 游泳 6. 騎自行車	殷門 臀下橫紋中點（承扶）與膕橫紋中點（委中）連線的中點處 浮郄 大腿後面，膕橫紋上1寸，股二頭肌內側緣凹陷處，當委陽內上方1寸	25G35-70mm 針直刺	坐在地上,雙腿伸直,保持背部挺直，向前傾斜，持續10至30秒 或者痛腿伸直，另一腿屈曲也可.

股二頭肌

長頭

起於坐骨結節後面

止於腓骨頭側面

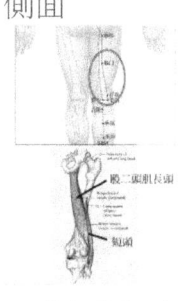

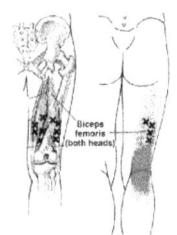

(短頭

起於股骨嵴側唇止於腓骨頭側面)

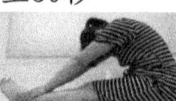

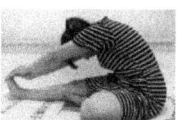

臀小肌	症狀	誘因	穴位	針刺	伸展
臀小肌 前後部起於髂骨外緣 止於大轉子前面 後部 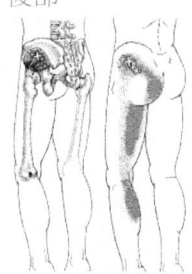 前部 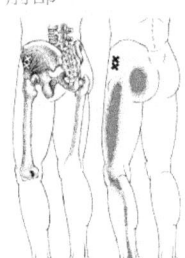	1. 臀部疼痛 2. 從坐姿站起困難 3. 側躺患側會痛 後部 站起來時大腿後側痛 小腿後側疼痛到腳踝 前部 大腿外側和髖關節疼痛 坐骨神經痛麻木的臀部和大腿到腳踝	1. 三七步站著太久 2. 長時間雙腿交叉坐 3. 行走和攜帶重物 4. 以臀部抱小孩 5. 腿瘸行走的時間過長 6. 跌坐地上 7. 長跑長快步走 8. 坐著褲後口袋有皮夾	後部 **環跳** 髂後上棘，坐骨結節與股骨大轉子突起部連線所圍成之三角形區的中央處定穴 **臀中** 位于臀部，以股骨大轉子和坐骨結節間連線為底邊，向上作一等邊三角形，其頂點是處 前部 **居髎** 髖部，髂前上棘與股骨大轉子突出部連線的中點	25G35-70mm 針直刺 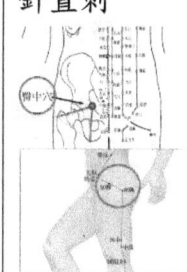	仰臥，左膝彎曲，左踝跨放右膝上，用右手，將左膝往身體右側地板輕壓，維持10到30秒. 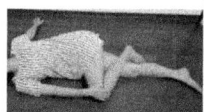

臀中肌					
起於髂骨嵴前3/4外面 止於大轉子 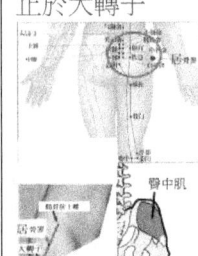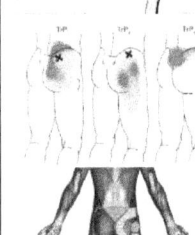	1. 腰椎疼痛 2. 骶髂關節疼痛 3. 臀部疼痛 4. 疼痛向下延伸大腿的外上側 5. 疼痛延伸到大腿的背面 6. 坐或站立的時間過長時疼痛加重 7. 走路痛 8. 側躺痛 9. 盤坐痛	3. 坐的時間長 4. 雙腿交叉站 3. 在硬表面的時間過長 4. 沙地行走 5. 攜帶重物或抱小孩依著臀部 6. 總是在一邊背著沉重的物體，如重公事包等 7. 有氧運動 8. 舉重 9. 跌坐地上 10. 長時間單腳站 11. 坐著後口袋有皮夾 12. 長時間打球 13. 長跑 14. 第二腳趾蹠骨過長	**胞肓** 臀部，骶中嵴旁開3寸，與第2骶後孔（次髎）及第十九椎下相平。 **臀中** 位于臀部，以股骨大轉子和坐骨結節間連線為底邊，向上作一等邊三角形，其頂點是穴。 **居髎** 髖部，髂前上棘與股骨大轉子突出部連線的中點處	25G35-70mm 針直刺 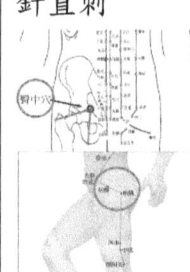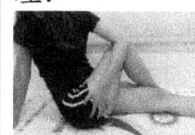	坐地,雙腿交叉前伸,右側腿彎膝在上,以外踝緊靠左腿外側,右手撐身後,左手環抱右膝,將右腿往左輕壓.

肌肉	症狀	成因	穴位	針法	伸展
梨狀肌 起點薦椎前面 止點大轉子上面內側 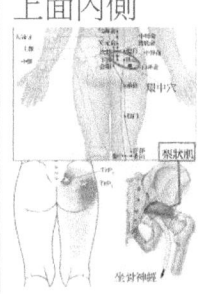	1. 下腰部脊椎區痛 2. 臀部疼痛 3. 坐骨神經痛 4. 大腿後側和髖關節疼痛 5. 陽痿,性交疼痛 6. 壓力性尿失禁 7. 肛門/生殖器/會陰痛/盆腔疼痛	1. 長時間坐著開車踩剎車 2. 盤腿坐著中間放大型物件 3. 彎腰又往旁邊提起重物 4. 骨盆腔炎 5. 快速移動突然改變方向-打網球藍球足球	**環中** 當股骨大轉子與骶管裂孔連線的內1/3折點。亦即環跳穴與腰俞連線的中點處 **白環俞** 骶部骶正中嵴旁開1.5寸,與第四骶後孔相平處,當下髎外方 **秩邊** 臀部,骶正中嵴旁開3寸,與第4骶後孔(下髎)及二十一椎下相平處,當坐骨大孔中。	25G75mm 針直刺注意坐骨神經	仰臥, 曲膝,,將患側提起,外開足踝,跨放另一腿膝蓋上,將同側手掌,放在膝頭上,輕輕往另一腿腳尖方向推壓 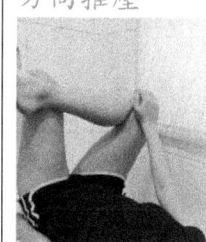
閉孔內肌 起於骨盆內口 止於大轉子 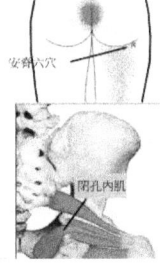	1. 直腸肛門脹滿感 2. 大腿後上側痛 , 3. 會陰痛,痛經, 4 頻尿, 排尿困難, 5 便秘	1. 跌坐或車禍 2. 骨盆手術後遺症 3. 骨盆腔炎 4. 長時間給下腹壓力:痔瘡或捲曲身體坐著	安脊六穴- 承扶穴外開3.5寸(承扶與大轉子頂端連線中點	25G75mm 針直刺 注意坐骨神經	以青蛙姿勢趴著,臀部前後伸展 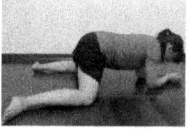

多裂肌 S1 起於脊棘突起點 止於脊橫突	1. 上薦區痛 2. 臀部內側痛 3. 尾椎區痛 4. 臀下線大腿痛 5. 下腹盲腸樣痛	1. 長時間坐姿(旅行) 2. 疲勞又背重物 3. 背部吹寒風 4. 突然彎腰同時轉身 5. 鞭甩症候	小腸俞 S1棘突旁開1.5寸	25G35mm 針直刺	坐直了,轉動你的頭,頸,肩,胸腰椎,用雙手抓住椅子的背面。讓您面對背部的椅子。

膝 部
前膝

股內收肌	股直肌	股內側肌	髕骨股骨疼痛症候群 跑者膝
長肌 起於恥骨 止於股骨嵴大腿中段 **短肌** 起於恥骨下支 止於股骨嵴內收長肌後面 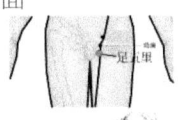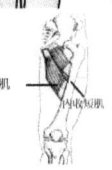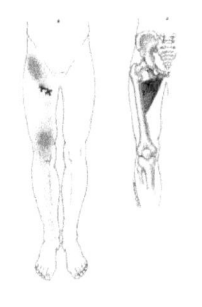	起於髂前下棘 止於膝蓋骨上方 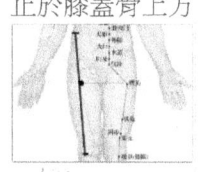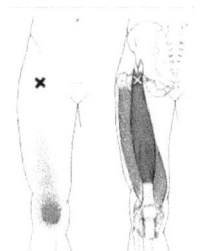	起於股骨幹後內側 止於膝蓋骨內側 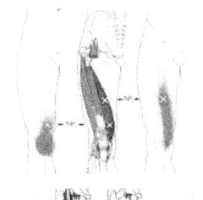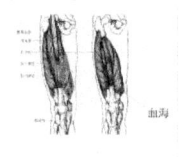	(Patellofemoral Pain Syndrome, PFPS)-闊筋膜張肌, 腓腸肌, 膕肌, 髂脛束 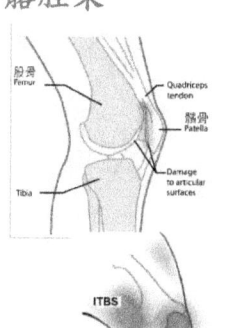

主要肌肉	常見症狀	原因	治療點	特殊事項	復健伸展 STRETCH
股內收肌 長肌 起於恥骨 止於股骨嵴大腿中段 短肌 起於恥骨下支 止於股骨嵴內收長肌後面	1. 腹股溝疼痛 2. 大腿前上側髖部疼痛 3. 膝前疼痛 4. 前側膝關節疼痛 5. 前腿內側痛 6. 臀部和大腿的運動受限	1. 用雙腿交叉的長時間坐著 2. 騎馬 3. 滑冰跌倒 4. 長時間開車	足五里 大腿內側根部，恥骨結節下方，當氣衝直下3寸，約當箕門上五寸處	25G35mm 針直刺	坐姿，屈膝兩腳掌相連並靠近身體，雙手握緊腳掌固定。將雙膝緩慢的向地板靠近伸展，維持姿勢10-30秒，然後回復至起始位置。

肌肉	症狀	原因	穴位	針具	伸展
股直肌 起於髂前下棘 止於膝蓋骨上方 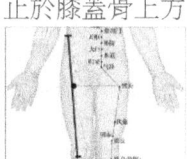 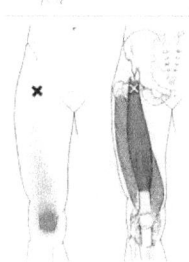	1.下樓腿部無力,無法伸直膝蓋 2.疼痛在大腿的前部,向下延伸到膝關節的內側 3.不寧腿綜合徵 4.睡覺時在大腿前劇痛	1.運動時一直彎曲膝蓋:攀登,跑步和快走 2.踢足球游泳 3.下樓踩空 4.穿高跟鞋 5.坐在一邊腿筋上,或坐著腿中間有重物	髀關 大腿前面,髂前上棘與髕底外側端的連線上,屈股時,與會陰相平的縫匠肌外側凹陷處	25G35mm 針直刺	將健側腳站立,另一腳往後彎曲勾放支撐物面上或以手拉住,往臀部方向壓 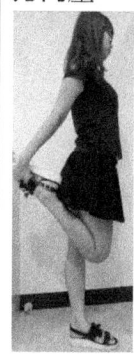
股內側肌 起於股骨幹後內側 止於膝蓋骨內側 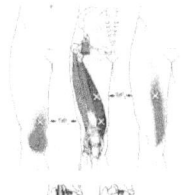 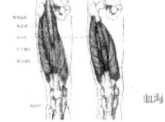	1.膝前疼痛 2.前內側膝關節疼痛 3.膝關節屈曲喀聲 4.大腿內側疼痛	1.運動時一直彎曲膝蓋 2.下樓踩空 3.坐在一邊腿筋上,或坐著腿中間有重物	血海 大腿內側,髕底內側端上2寸,當股四頭肌內側頭隆起處	25G35mm 針直刺	將健側腳站立,另一腳往後彎曲勾放支撐物面上或以手拉住,往臀部方向壓 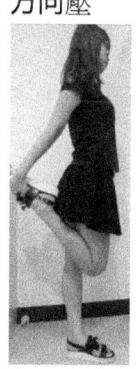
股直肌		1.運動時一直彎曲膝蓋 2.下樓踩空 3.坐在一邊腿筋上,或坐著腿中間有重物	髀關		

髕骨股骨疼痛症候群 跑者膝 (Patellofemoral Pain Syndrome, PFPS) 闊筋膜張肌, 腓腸肌, 膕肌, 髂脛束 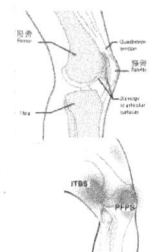	1.膝蓋關節疼痛，特別是在膝蓋前方，髕骨周圍和下方。 2.膝蓋內側會有壓痛點。 3.運動後可能出現腫脹。 4.上下樓梯或斜坡後，疼痛通常會加劇。 5.膝蓋關曲時可能會出現聲響。 6.蹲下、久坐時感覺不適與疼痛（劇院徵象 Theater Sign）。 7.股四頭肌可能呈現無力現象。 8.小腿肌、膕旁肌、股四頭肌尤其是骨外側肌和髂脛束會呈現緊繃的現象。	1.扁平足 2.常見於女性 3.髕骨周邊的肌肉與軟組織張力不平衡 4.股四頭肌無力者 5.**組織的過度使用**：慢跑、籃球、跳高、上下樓梯	**闊筋膜張肌** **居髎** 髖部，髂前上棘與股骨大轉子突出部連線的中點處、 **腓腸肌** **陰谷** 膕窩內側，屈膝時當半腱肌肌腱與半膜肌肌腱之間凹陷處 **委陽** 膝彎部膕橫紋外側端，股二頭肌腱內側緣凹陷處委中外二寸 **承筋** 小腿後面，委中下5寸，腓腸肌肌腹中央 **膕肌** **合陽** 小腿後面，膕橫紋正中（委中）下2寸，腓腸肌兩頭之間凹陷處	25G35mm 針直刺	闊筋膜張肌、髂脛束 身體直立，雙腳打開與髖部同寬。將一腳跨過另一腳同時再將對側的手臂高舉過頭以維持平衡。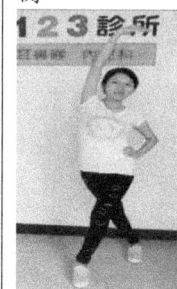 膕肌 痛腿抬起置於平台以同側手握住足趾將腳板往後壓另一手幫忙防止膝蓋彎曲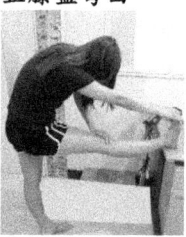 腓腸肌 採前弓步離牆前約一大步，手推牆壁，雙腳站立與肩同寬。右腿向前屈膝，並維持右膝蓋在腳的正上方，勿歪向一邊。感覺左小腿肌伸展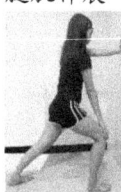

後膝（膕窩痛）

股二頭肌	腓腸肌	膕肌	蹠肌	半腱肌 半膜肌
長頭 起於坐骨結節後面 止於腓骨頭側面	內側頭 起於股骨內髁後面 止於跟骨後面 外側頭 起於股骨外髁後面 止於跟骨後面	起於股骨外髁 止於脛骨後三角面內側	起於股骨嵴 止於跟骨後面	起於坐骨結節後面 止於脛骨內髁後內側
(**短頭**起於股骨嵴側唇止於腓骨頭側面)				

主要肌肉	常見症狀	原因	治療點	特殊事項	復健伸展 STRETCH
股二頭肌 長頭 起於坐骨結節後面 止於腓骨頭側面 (短頭起於股骨嵴側唇止於腓骨頭側面)	1. 後膝關節疼痛 2. 坐骨神經痛 3. 行走時疼痛在膝蓋後部朝向大腿的外側，而行走疼痛加重 4. 坐姿時從腿的背面疼痛上升	1. 椅子過高坐了很長一段時間 2. 坐在堅硬的表面上壓迫到腿筋 3. 跟腱差的運動員腿筋頻繁受傷 4. 足球 5. 游泳 6. 騎自行車	**殷門** 臀下橫紋中點（承扶）與膕橫紋中點（委中）連線的中點處 **浮郄** 大腿後面，膕橫紋上1寸，股二頭肌內側緣凹陷處，當委陽內上方1寸	25G35-70mm 針直刺	坐在地上,雙腿伸直, 保持背部挺直，向前傾斜，持續10至30秒 或者痛腿伸直，另一腿屈曲也可.

| 腓腸肌 內側頭 起於股骨內髁後面 止於跟骨後面 外側頭 起於股骨外髁後面 止於跟骨後面 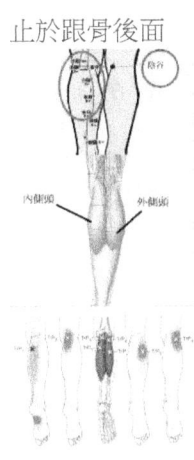 | 1. 膝後痛 2. 不寧腿症 Restless Leg Syndrome 3. 小腿半夜抽筋 4. 疼痛朝向膝蓋後部（外側頭）外側或（內側頭）內側及向下到小腿的內側 5. 踝關節內側疼痛 6. 疼痛的腳 7. 弓足底中段痛 | 1. 步行上山 2. 攀登 3. 爬樓梯 4. 騎矮自行車 5. 跳躍 6. 穿高跟鞋 7. 襪子開口彈力束太緊 8. 使用腳凳躺椅施壓小腿背面 9. 椅子腳架壓到小腿 | 承筋 小腿後面，委中下5寸，腓腸肌肌腹中央 外側頭 委陽 膝彎部膕橫紋外側端，股二頭肌腱內側緣凹陷處委中外二寸 合陽 小腿後面，膕橫紋正中（委中）下2寸，腓腸肌兩頭之間凹陷處 內側頭 陰谷 膕窩內側，屈膝時當半腱肌肌腱與半膜肌肌腱之間凹陷處 委中 膝彎膕橫紋中點，當股二頭肌腱與半腱肌腱之間凹陷處 | 25G35-70mm 針直刺 | 採前弓步，離牆前約一大步，手推牆壁，雙腳站立與肩同寬。右腿向前屈膝，並維持右膝蓋在腳的正上方，勿歪向一邊。感覺左小腿肌伸展 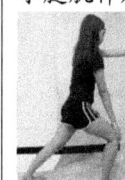 |

肌肉	症狀	原因	穴位	針具	伸展
膕肌 起於股骨外髁 止於脛骨後三角面內側 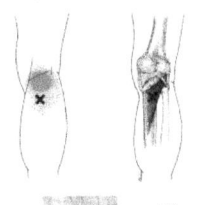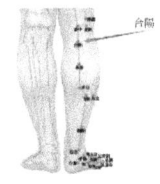	1. 疼痛在膝蓋後部 2. 站直腿時膝關節背後疼痛 3. 無法鎖定膝蓋 4. 走路或跑步時膝蓋後部疼痛 蹲下或深度彎曲膝蓋時膝關節背後疼痛 走斜坡或台階疼痛	1. 跑步時改變方向和扭曲膝蓋 2. 騎自行車滑倒 3. 行走時滑倒 4. 足球籃球網球排球田徑 滑雪 5. 徒步旅行下山 6. 坐了很長一段時間 7. 扁平足	合陽 小腿後面，膕橫紋正中（委中）下2寸，腓腸肌兩頭之間凹陷處	25G35-70mm 針直刺	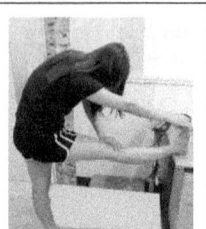 痛腿抬起,置於平台,以同側手握住足趾,將腳板往後壓,另一手幫忙,防止膝蓋彎曲
蹠肌 起於股骨嵴 止於跟骨後面 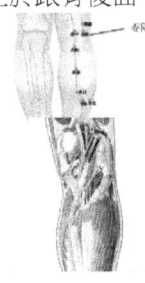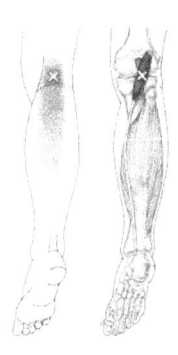	1. 後膝關節疼痛 2. 小腿後側疼痛 3. 小腿抽筋	1. 寒冷 2. 在軟沙上行走 3. 溜冰鞋腳踝處沒綁緊 4. 爬斜坡 5. 上樓踩空只有足尖著地 6. 椅子太高只用腳尖踏地 7. 襪子開口束帶太緊壓迫小腿	委陽 膝彎部膕橫紋外側端，股二頭肌腱內側緣凹陷處委中外二寸	25G35mm 針直刺	以腳前端,站在樓梯的邊緣,兩個腳跟凸出邊緣。保持直挺膝蓋,並至少一隻手抓著平衡。腳跟盡量降低下來 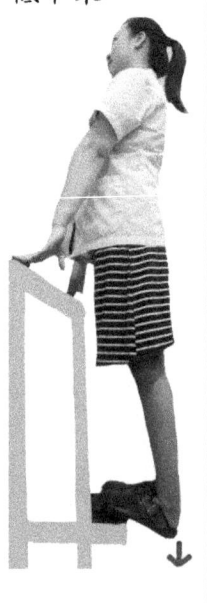

| 半腱肌 半膜肌 起於坐骨結節後面 止於脛骨內髁後內側 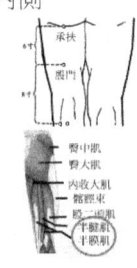 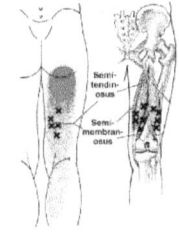 | 1. 臀部正下方疼痛 2. 疼痛向大腿背面並進入膝蓋，偶爾進入上部小腿 3. 行走疼痛加劇 4. 睡覺時大腿後側酸痛 5. 坐著時大腿後側深部疼痛上升 6. 臀部疼痛 7. 坐骨神經痛 8. 後膝關節疼痛 9. 小腿後側疼痛 | 1. 椅子太高坐了太長一段時間 2. 坐在堅硬的表面上 3. 跟腱差的運動員腿筋頻繁受傷踢球（足球,足球） 4. 跨欄 5. 做劈腿 | **殷門** 臀下橫紋中點（承扶）與膕橫紋中點（委中）連線的中點處 **承扶** 大腿後面，臀下橫紋的中點 | 25G35-70mm 針直刺 | 坐在地上,雙腿伸直, 保持背部挺直，向前傾斜，持續10至30秒 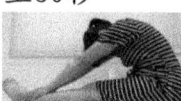 或者痛腿伸直，另一腿屈曲也可. 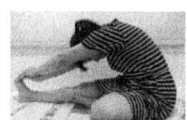 |

外側膝

股外側肌

起於股骨幹後側上3/4處
止於膝蓋骨外側

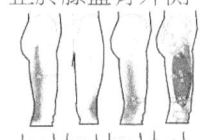

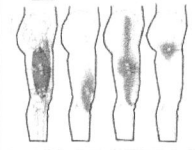

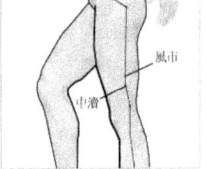

闊筋膜張肌

起於髂骨嵴外唇
止於髂脛束

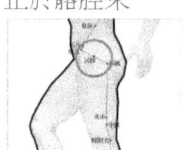

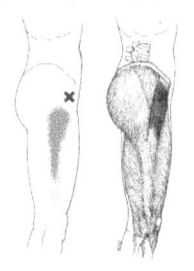

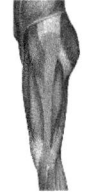

髂脛束症候群

(Iliotibial Band Friction Syndrome ITBS 或 ITBFS) 髂脛束是由臀大肌與闊筋膜張肌延伸而出類似肌腱的軟組織結構，下方接於小腿

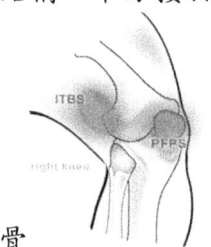

脛骨

主要肌肉	常見症狀	原因	治療點	特殊事項	復健伸展 STRETCH
股外側肌 起於股骨幹後側上3/4處 止於膝蓋骨外側	1. 大腿外側和髖關節疼痛， 2. 麻木/刺痛的大腿外側（感覺異常性股痛） 3. 爬樓梯困難 4. 膝關節外側疼痛 5. 小腿外側疼痛	1. 攀登 2. 滑雪 3. 一隻腿壓在臀下坐著 4. 長時間大腿上放置重物坐著 5. 使用僵硬的膝蓋護具固定膝蓋。 6. 下樓踩空	**風市** 股外側面正中線上，膕橫紋(膝中)上七寸處。當直立垂手時中指尖所指處 **中瀆** 股外側面正中線上，膕橫紋(膝中)上五寸	25G35mm 針直刺	先將一腳站立，另一腳彎曲往臀部方向提起

闊筋膜張肌 起於髂骨嵴外唇 止於髂脛束	1.髖關節的前面疼痛 2.疼痛在髖部的深處往大腿的外側 3.坐著不適而站著想彎曲膝蓋和臀部會痛 4.當開始步行或跑步腳接觸地面時疼痛 5.大腿外側和髖關節疼痛 6.麻木/刺痛的大腿外側（感覺異常性股痛） 7.Iliotibial tract friction syndrome 髂脛束摩擦綜合症	1.在不規則傾斜地形行走 2.跑斜坡上上下下 3.攀登 4.騎自行車 5.跳舞 6.打球（網球，籃球，排球）	居髎 髖部，髂前上棘與股骨大轉子突出部連線的中點處	25G35mm 針直刺	坐著雙腿伸直,痛腿跨過健腿膝蓋外側,以痛側之手臂,握著痛側膝蓋,輕輕往胸口內壓

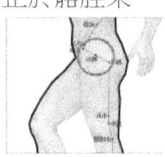

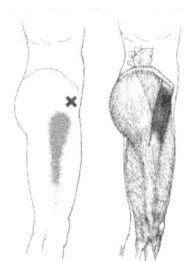

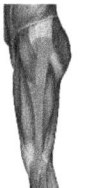

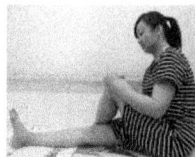

髂脛束症候群	症狀	原因	穴位	針法	伸展
髂脛束症候群(Iliotibial Band Friction Syndrome ITBS 或 ITBFS) 髂脛束是由臀大肌與闊筋膜張肌延伸而出類似肌腱的軟組織結構，下方接於小腿脛骨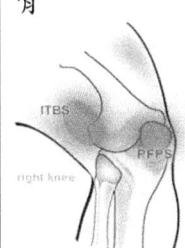	1. 膝關節外側有明顯壓痛點，嚴重時髖關節外側及小腿也會痛 2. 大腿外側緊繃 3. 上下樓梯或其他膝關節彎曲的動作會痛	1. 鞋子避震差 2. 不平的路面 3. 繞操場跑總是順同一方向 4. **臀中肌或臀大肌無力** 5. 肌耐力、柔軟度的狀態都不佳 6. O型腿/膝內翻/扁平足/內旋過多/高足弓	**風市** 股外側面正中線上，膕橫紋(膝中)上七寸處。當直立垂手時中指尖所指處 **中瀆** 股外側面正中線上，膕橫紋(膝中)上五寸 **居髎** 髖部，髂前上棘與股骨大轉子突出部連線的中點處	25G35mm 針直刺	闊筋膜張肌、髂脛束 身體直立，雙腳打開與髖部同寬。將一腳跨過另一腳同時再將對側的手臂高舉過頭以維持平衡。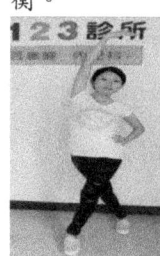 膕肌 痛腿抬起置於平台以同側手握住足趾將腳板往後壓另一手幫忙防止膝蓋彎曲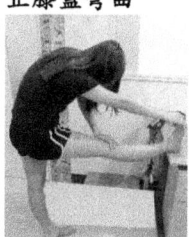 腓腸肌 採前弓步離牆前約一大步，手推牆壁，雙腳站立與肩同寬。右腿向前屈膝，並維持右膝蓋在腳的正上方，勿歪向一邊。感覺左小腿肌伸展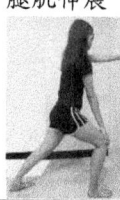

內側膝

縫匠肌	股薄肌	半腱肌	鵝掌肌腱炎
起於髂前上棘 止於脛骨內側(上中下部)	起於骨盆外側下方 止於脛骨內側面	起於坐骨結節後面 止於脛骨內髁後內側	源自於大腿內側的半腱肌，股薄肌、縫匠肌的肌腱，止於膝關節的內側形成「鵝掌足肌腱」（pes anserinus），在肌腱的上方有一個滑液囊，稱為鵝掌足滑液囊。

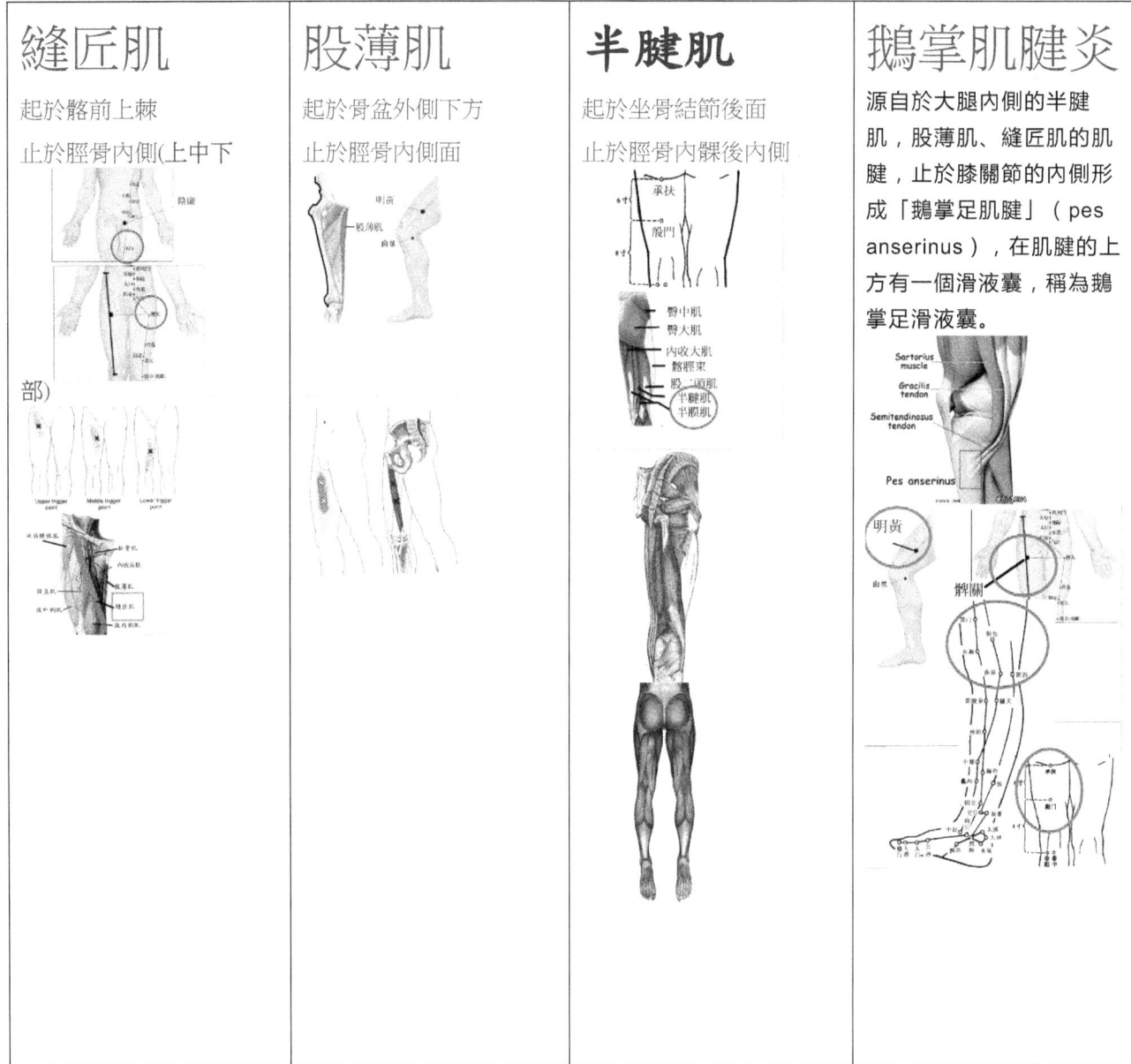

主要肌肉	常見症狀	原因	治療點	特殊事項	復健伸展 STRETCH
縫匠肌 起於髂前上棘 止於脛骨內側 (上中下部)	大腿前側疼痛無力爬樓梯 上部： 麻木/從外臀刺痛沿大腿前側，到膝內側（感覺異常性股痛） 中部： 大腿內側疼痛 下部： 前內側膝關節疼痛，上/下腿部抽筋	1. 長時間雙腿交叉坐著，（躺椅，睡覺） 2. 滑倒或失足 3. 單腳為重心急轉彎的體育（籃球，足球） 4. 長途大步幅行走	上部 **髀關** 大腿前面，髂前上棘與髕底外側端的連線上，屈股時，會陰相平的縫匠肌外側凹陷處 中部 **箕門** 大腿內側，血海上6寸，血海與衝門的連線上，當髕底內側端上8寸凹陷處 下部 **陰包** 大腿內側，股骨內上髁上四寸，當股內收肌與縫匠肌之間凹陷處	25G35mm 針上部**髀關**往內側縫匠肌斜刺 中部 **箕門**往外側縫匠肌斜刺 下部 **陰包** 往外側縫匠肌斜刺	站在長凳或平台旁以便支撐平衡，用同側手抓住痛腿腳跟往後臀彎曲，保持你的軀幹筆直挺拔。採取深呼吸。當你呼氣，慢慢彎曲腿部升高，按推到臀部，直到你感到輕微的大腿前面伸展。按住伸展30秒，然後放鬆。
股薄肌 起於骨盆外側下方 止於脛骨內側面	1. 骨盆，延伸到腹股溝或大腿內側疼痛 2. 單腿旋轉時（即踢球，短跑，跳躍，爬樓梯或進行中突然變化方向）會變得更糟； 3. 疼痛是恆定的，即使在休息，變換體位不消退 4. 前內側膝關節疼痛 5. 股薄肌綜合徵	1. 雙腿交叉長時間坐著 2. 騎馬 3. 滑雪 4. 滑倒或失足 5. 劈腿	**明黃穴** 當大腿內側之正中央處是穴（恥骨結節與股骨內髁連線中點） **曲泉** 屈膝時，當膝內側橫紋端上方凹陷中	25G35mm 針直刺	輕輕下壓你的膝蓋，直到你覺得大腿內側舒展

半腱肌	症狀	誘因	穴位	針刺	伸展
半腱肌 起於坐骨結節後面 止於脛骨內髁後內側 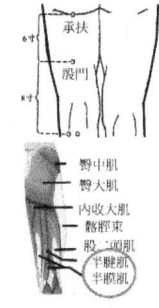 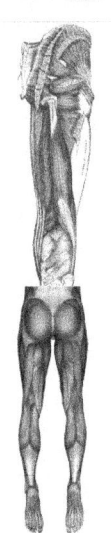	1. 臀部正下方疼痛 2. 疼痛向大腿背面並進入後內側膝蓋，偶爾進入上部小腿後內側 3. 行走疼痛加劇 4. 睡覺時大腿後側酸痛坐著時大腿後側深部疼痛上升 5. 臀部疼痛 6. 坐骨神經痛 7. 後膝關節疼痛 8. 小腿後側疼痛	1. 椅子太高坐了太長一段時間 2. 坐在堅硬的表面上 3. 跟腱差的運動員腿筋頻繁受傷 4. 踢球（足球，足球） 5. 跨欄 6. 做劈腿	**殷門** 臀下橫紋中點（承扶）與膕橫紋中點（委中）連線的中點處 **承扶** 大腿後面，臀下橫紋的中點	25G35-70mm 針直刺 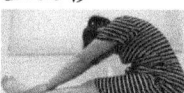	坐在地上,雙腿伸直, 保持背部挺直，向前傾斜，持續10至30秒 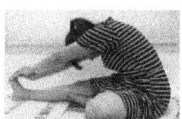 或者痛腿伸直，另一腿屈曲也可.

鵝掌肌腱炎 源自於大腿內側的半腱肌，股薄肌、縫匠肌的肌腱，止於膝關節的內側形成「鵝掌足肌腱」（pes anserinus），在肌腱的上方有一個滑液囊，稱為鵝掌足滑液囊。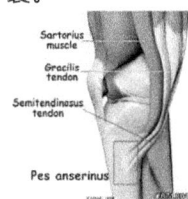	1.膝蓋內側關節下方2-5公分處腫脹疼痛，局部有壓痛感，2.在上下樓梯時會使疼痛加劇。	1.過緊的肌腱和重覆的磨擦：過度訓練、 2.突然明顯地增加訓練量、 3.更換跑鞋或是跑鞋磨損、 4.跑步路面的改變	**髀關** 大腿前面，髂前上棘與髕底外側端的連線上，屈股時，與會陰相平的縫匠肌外側凹陷處 **箕門** 大腿內側，血海上6寸，血海與衝門的連線上，當髕底內側端上8寸凹陷處 **陰包** 大腿內側，股骨內上髁上四寸，當股內收肌與縫匠肌之間凹陷處 **明黃穴,曲泉,** **殷門,承扶**	25G35-70mm **針直刺** RICE: Rest: 休息, Ice packing: 冰敷, Compression: 局部加壓, Elevation: 患部抬高.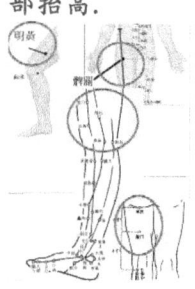	仰臥,痛肢屈曲抬起靠近胸口,雙手拉住大腿後方,慢慢伸直腿部伸展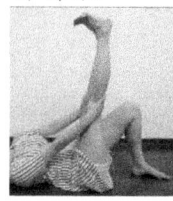

小腿部
前面

股內收肌	脛骨前肌	伸趾長肌	伸拇趾長肌
長肌 起於恥骨 止於股骨嵴大腿中段 **短肌** 起於恥骨下支 止於股骨嵴內收長肌後面 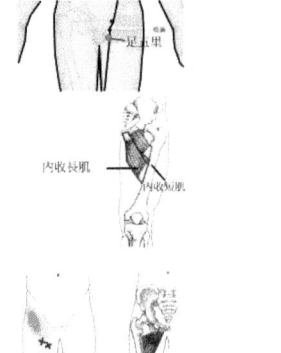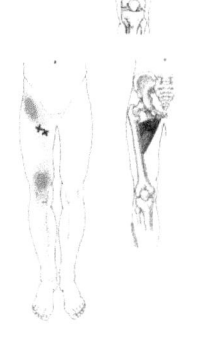	起於股骨外髁 止於第一蹠骨基底 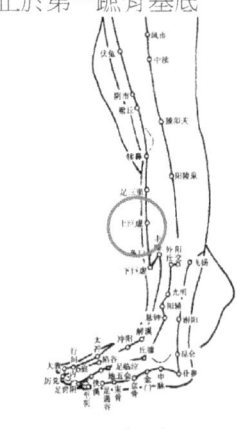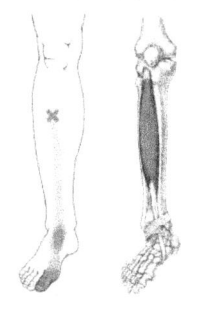	起於脛骨外髁腓骨前3/4 止於2-5趾中間及遠端趾骨 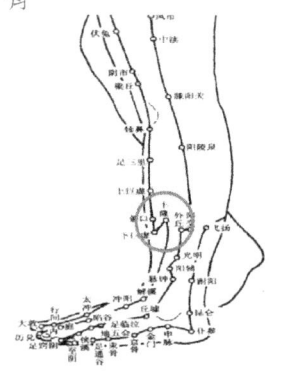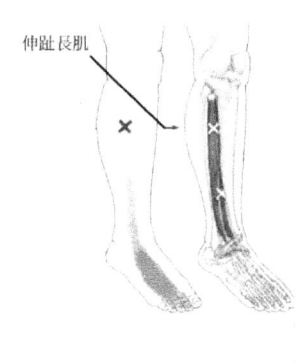	起於腓骨中段內面 止於拇趾遠端趾骨基底 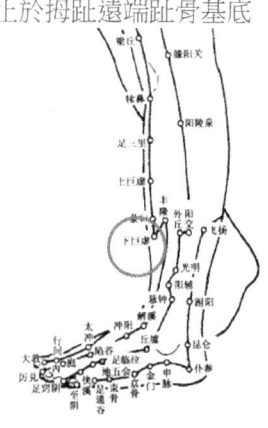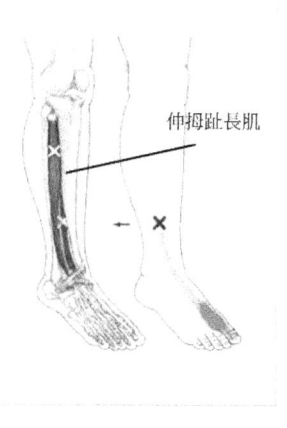

主要肌肉	常見症狀	原因	治療點	特殊事項	復健伸展 STRETCH
股內收肌 長肌 起於恥骨 止於股骨嵴大腿中段 短肌 起於恥骨下支 止於股骨嵴內收長肌後面	1. 腹股溝疼痛 2. 大腿前上側髖部疼痛 3. 膝前疼痛 4. 前側膝關節疼痛 5. 前腿內側痛 6. 臀部和大腿的運動受限	1. 用雙腿交叉的長時間坐著 2. 騎馬 3. 滑冰跌倒 4. 長時間開車	足五里 大腿內側根部，恥骨結節下方，當氣衝直下3寸，約當箕門上五寸處	25G35mm 針直刺	坐姿，屈膝兩腳掌相連並靠近身體，雙手握緊腳掌固定。將雙膝緩慢的向地板靠近伸展，維持姿勢10-30秒，然後回復至起始位置。

肌肉	症狀	成因	針灸穴位	針具	伸展運動
脛骨前肌 起於股骨外髁 止於第一蹠骨基底 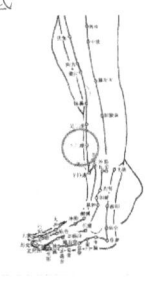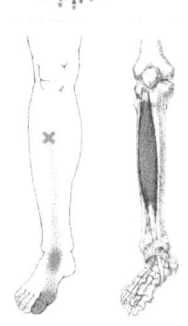	1. 大腳趾疼痛 2. 脛前部及腳踝的前方疼痛 3. 偶爾會沿脛骨腫脹 4. 腳踝軟弱 5. 拖著腳走路	1. 在不平的地面跑步或行走 2. 攀登 3. 踝關節扭傷	上巨虛 小腿前外側，外膝眼（犢鼻）下6寸。脛骨前緣外一橫指（中指）處。當足三里直下3寸	25G35mm 針直刺	一手扶牆，將痛側腳往後抬起，以腳尖著地，腳指向後捲，以指背頂地，輕輕向前推，直到小腿前部有牽引感.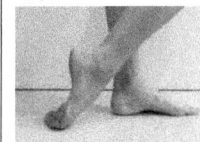
伸趾長肌 起於脛骨外髁腓骨前3/4 止於2-5趾中間及遠端趾骨 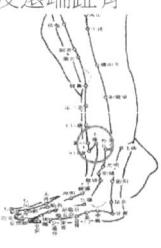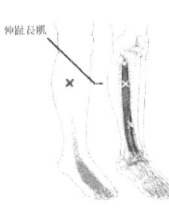	1. 前踝關節疼痛 2. 拇趾外翻 3. 前掌背疼痛 4. 足背腳趾疼痛 5. 晚上腳抽筋	1. 用腳趾撐壓東西或踩剎車板 2. 踢球 3. 蹬自行車 4. 爬樓梯 5. 高跟鞋 6. 在不平路行走 7. 長跑	豐隆 小腿前外側，外踝尖上8寸，脛骨前緣外二橫指（中指）處，當外膝眼（犢鼻）與外踝尖連線的中點	25G35mm 針直刺	站著，交叉雙腳，你的右腳腳趾，踮在左腳外側地板上. 彎曲左腿，把你的右腳踝，朝向地面壓迫右腳趾， 持續10至30秒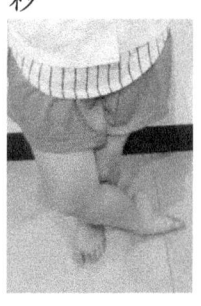

伸拇趾長肌　起於腓骨中段內面　止於拇趾遠端趾骨基底 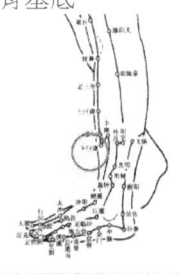 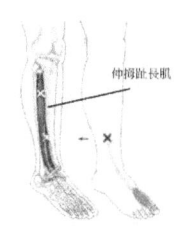	1. 拇趾外翻　2. 前掌背疼痛　3. 蹠骨足跟痛　4. 前踝關節疼痛　5. 足背大趾疼痛　6. 腳尖頂痛 墊腳尖困難　7. 腳尖麻木　8. 腳抽筋	1. 用腳趾撐壓東西或踩剎車板　2. 踢球　3. 蹬自行車　4. 爬樓梯　5. 高跟鞋　6. 在不平路行走　7. 長跑　8. 爬樓梯	下巨虛　小腿前外側，外膝眼（犢鼻）下9寸，脛骨前緣外一橫指（中指）處	25G35mm 針直刺	站著,交叉雙腳,你的右腳腳趾,踮在左腳外側地板上.　彎曲左腿,把你的右腳踝,朝向地面壓迫右腳趾,　持續10至30秒 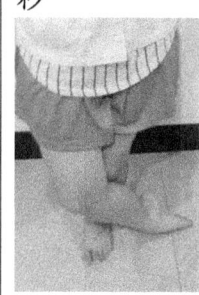

小腿後面

比目魚肌	腓腸肌	蹠肌	屈趾長肌	半腱肌 半膜肌	臀小肌
起點腓骨頭後 止於跟骨後	**內側頭** 起於股骨內髁後面 止於跟骨後面 **外側頭** 起於股骨外髁後面 止於跟骨後面	起於股骨嵴 止於跟骨後面	起於脛骨中段後面 止於各腳趾遠端基底	起於坐骨結節後面 止於脛骨內髁後內側	前後部 起於髂骨外緣 止於大轉子前面後部 前部
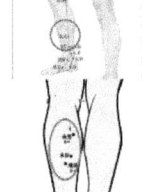 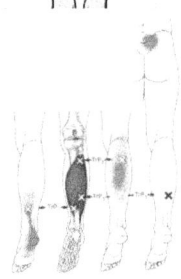	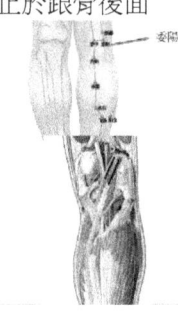 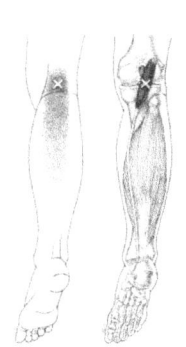	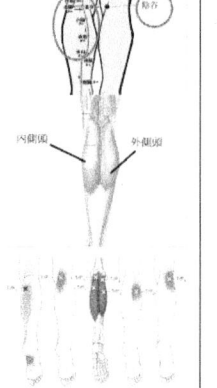	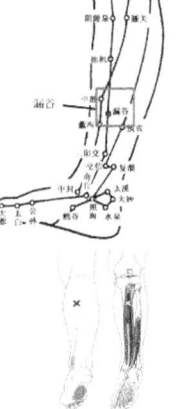	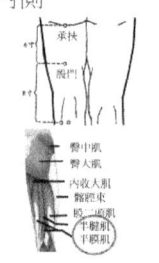 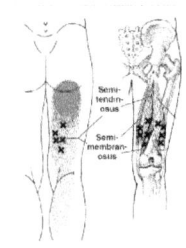	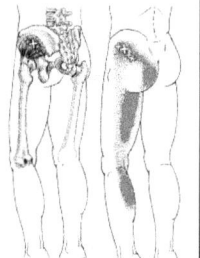 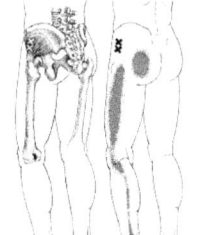

主要肌肉	常見症狀	原因	治療點	特殊事項	復健伸展 STRETCH
比目魚肌 起點腓骨頭後 止於跟骨後	1. 臀部疼痛 2. 腳後跟疼 3. 後踝關節疼痛 4. 小腿後側痛 5. 不寧腿綜合症 6. 磨牙（磨牙症） 7. 足底中部疼痛 8. 後膝關節疼痛	1. 常爬陡坡 2. 在沙灘行走 3. 鞋底太硬 4. 樓梯踩空只有腳尖著地 5. 椅子太高腳懸空一直墊腳尖踏地	臀部疼痛- **飛揚** 小腿後面，外踝後（崑崙）直上7寸，當承山外下方1寸凹陷處 足底中部疼痛- **築賓** 後膝關節疼痛/小腿後側痛-承筋 本體- 承山	25G35-70mm 針直刺	患肢踏在斜板上伸展小腿肌

腓腸肌	1. 膝後痛	1. 步行上山	本體-承筋	25G35-70mm 針直刺	採前弓步離牆前約一大步，手推牆壁，雙腳站立與肩同寬。右腿向前屈膝，並維持右膝蓋在腳的正上方，勿歪向一邊。感覺左小腿肌伸展
內側頭 起於股骨內髁後面 止於跟骨後面 外側頭 起於股骨外髁後面 止於跟骨後面 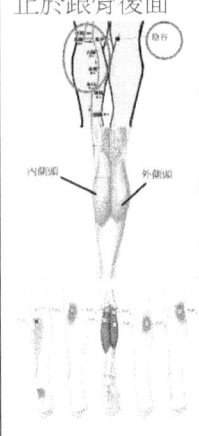	2. 不寧腿症 Restless Leg Syndrome 3. 小腿半夜抽筋 4. 疼痛朝向膝蓋後部(外側頭)外側或(內側頭)內側及向下到小腿的內側踝關節內側疼痛 5. 疼痛的腳弓-足底中段痛	2. 攀登 3. 爬樓梯 4. 騎矮自行車 5. 跳躍 6. 穿高跟鞋 7. 襪子開口彈力束太緊 8. 使用腳凳躺椅施壓小腿背面 9. 椅子腳架壓到小腿	小腿後面，委中下5寸，腓腸肌肌腹中央 外側頭 委陽 膝彎部膕橫紋外側端，股二頭肌腱內側緣凹陷處委中外二寸 合陽 小腿後面，膕橫紋正中（委中）下2寸，腓腸肌兩頭之間凹陷處 內側頭 陰谷 膕窩內側，屈膝時當半腱肌肌腱與半膜肌肌腱之間凹陷處 委中 膝彎膕橫紋中點，當股二頭肌腱與半腱肌腱之間凹陷處		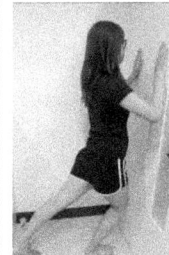

蹠肌 起於股骨嵴 止於跟骨後面 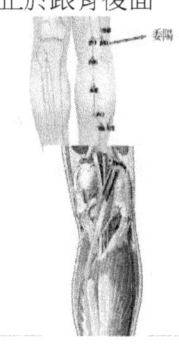	1. 後膝關節疼痛 2. 小腿後側疼痛 3. 小腿抽筋	1. 寒冷 2. 在軟沙上行走 3. 溜冰鞋腳踝處沒綁緊 4. 爬斜坡 5. 上樓踩空只有足尖著地 6. 椅子太高只用腳尖踏地 7. 襪子開口束帶太緊壓迫小腿	委陽 膝彎部膕橫紋外側端，股二頭肌腱內側緣凹陷處委中外二寸	25G35mm 針直刺	採前弓步,離牆前約一大步，手推牆壁，雙腳站立與肩同寬。右腿向前屈膝，並維持右膝蓋在腳的正上方，勿歪向一邊 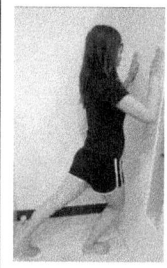
屈趾長肌 起於脛骨中段後面 止於各腳趾遠端基底 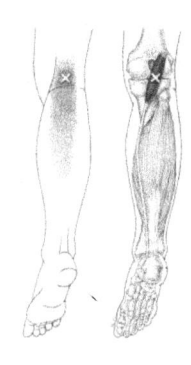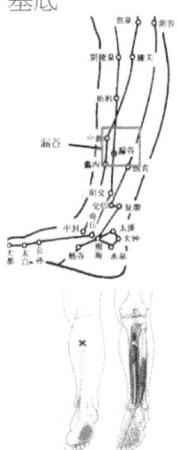	1. 腳底及四個趾頭疼痛。 2. 疼痛也可以延伸到跟部和向上到小腿的背面內側	1. 跑步或行走在不平的地面 2. 穿硬底鞋 3. 在深沙行走或赤腳跑步 4. 扁平足或足弓過高	漏谷 小腿內側，內踝尖上6寸，脛骨內側緣後方凹陷處約脛骨長的中間1/2處	25G35-70mm 針直刺	坐在地板上，膝蓋彎曲，腳跟放地板上 拉起你的腳趾伸展足弓 維持10至30秒 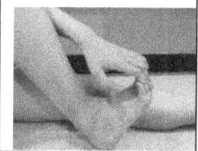

半腱肌 半膜肌 起於坐骨結節後面 止於脛骨內髁後內側 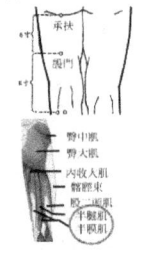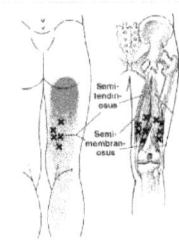	1. 臀部正下方疼痛 2. 疼痛向大腿背面並進入膝蓋，偶爾進入上部小腿 3. 行走疼痛加劇 4. 睡覺時大腿後側酸痛 5. 坐著時大腿後側深部疼痛上升 6. 臀部疼痛 7. 坐骨神經痛 8. 後膝關節疼痛 9. 小腿後側疼痛	1. 椅子太高坐了太長一段時間 2. 坐在堅硬的表面上 3. 跟腱差的運動員腿筋頻繁受傷踢球（足球，足球） 4. 跨欄 5. 做劈腿	**殷門** 臀下橫紋中點（承扶）與膕橫紋中點（委中）連線的中點處 **承扶** 大腿後面，臀下橫紋的中點	25G35-70mm 針直刺	坐在地上，雙腿伸直，保持背部挺直，向前傾斜，持續10至30秒 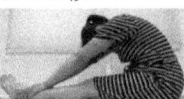 或者痛腿伸直，另一腿屈曲也可. 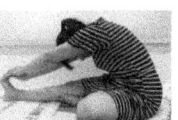

臀小肌					
臀小肌 前後部起於髂骨外緣 止於大轉子前面 後部 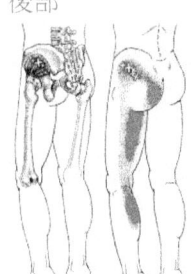 前部 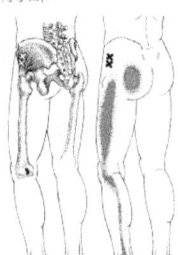	1. 臀部疼痛 2. 從坐姿站起困難 3. 側躺患側會痛 後部 站起來時大腿後側痛 小腿後側疼痛到腳踝 前部 大腿外側和髖關節疼痛 坐骨神經痛麻木的臀部和大腿到腳踝	1. 三七步站著太久 2. 長時間雙腿交叉坐 3. 行走和攜帶重物 4. 以臀部抱小孩 5. 腿瘸行走的時間過長 6. 跌坐地上 7. 長跑長快步走 8. 坐著褲後口袋有皮夾	後部 **環跳** 髂後上棘，坐骨結節與股骨大轉子突起部連線所圍成之三角形區的中央處定穴 **臀中** 位于臀部，以股骨大轉子和坐骨結節間連線為底邊，向上作一等邊三角形，其頂點是處 前部 **居髎** 髖部，髂前上棘與股骨大轉子突出部連線的中點	25G35-70mm 針直刺 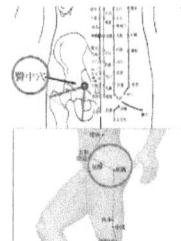 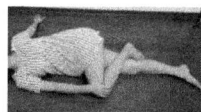	仰臥左膝彎曲左踝跨放右膝上用右手將左膝往身體右側地板輕壓維持10 到30 秒.

小腿外側

第三腓骨肌	腓骨長短肌	腓腸肌	股外側肌	臀小肌
起於腓骨前緣下段 止於第五蹠骨側突 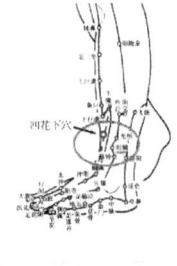 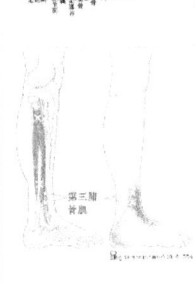	**長頭**起於腓骨頭及腓骨側面上2/3止於第一蹠骨基底內側 **短頭**起於腓骨側面下2/3止於第五蹠骨側突 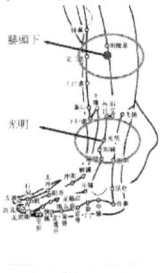 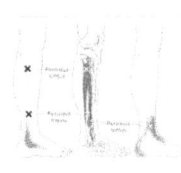	內側頭 起於股骨內髁後面止於跟骨後面 外側頭 起於股骨外髁後面止於跟骨後面 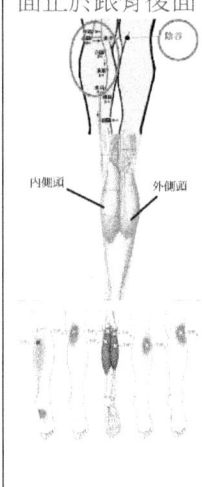	起於股骨幹後側上3/4處 止於膝蓋骨外側 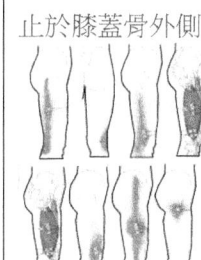 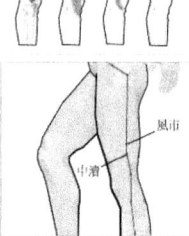	前後部 起於髂骨外緣 止於大轉子前面 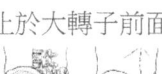 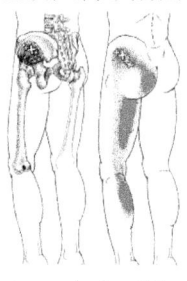 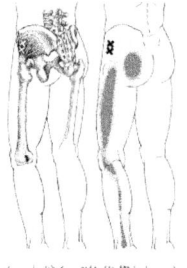 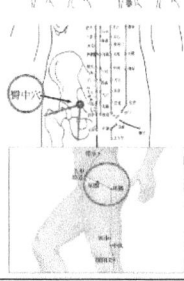

主要肌肉	常見症狀	原因	治療點	特殊事項	復健伸展 STRETCH
第三腓骨肌 起於腓骨前緣下段 止於第五蹠骨側突	1. 外側踝關節疼痛 2. 疼痛在小腿的前部朝向外側踝下降到腳跟的外部 3. 腳踝弱易扭傷	1. 扭腳踝踩空（向內扭傷） 2. 石膏固定化的腿和腳 3. 盤腿坐著 4. 襪子開口束帶太緊壓迫腿部 5. 高跟鞋	**四花下穴** 下巨虛下3.5寸（**解溪與豐隆連線中點**） **陽輔** 小腿外側部，外踝尖上四寸，腓骨前緣稍前方凹陷處，當小腿外側部的下1/4點	25G35mm 針直刺	坐在椅子上，一條腿搭在另一腳膝蓋 用你的雙手，握住腳掌，轉動腳掌向上（腳底向臉） 維持10至30秒

腓骨長短肌 長頭 起於腓骨頭及腓骨側面上2/3止於第一蹠骨基底內側 短頭 起於腓骨側面下2/3止於第五蹠骨側突 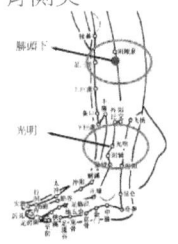 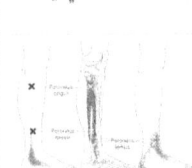	1. 外踝骨周圍疼痛 2. 疼痛下到腳外側 3. 可導致小腿，踝關節和足尖頂麻木 4. 疼痛略低於膝蓋 5. 在小腿外側 6. 腳踝弱易扭傷	1. 扭腳踝踩空(向內扭傷) 2. 石膏固定化的腿和腳 3. 盤腿坐著 4. 襪子開口束帶太緊壓迫腿部 5. 高跟鞋	長肌 **腓頭下** 位于小腿腓側，腓骨前緣，腓骨小頭下3寸處 短肌 **光明** 小腿外側部，外踝尖上五寸，腓骨前緣凹陷處	25G35mm 針直刺	坐在椅子上，一條腿搭在另一腳膝蓋 用你的雙手，握住腳掌，轉動腳掌向上（腳底向臉） 維持10至30秒 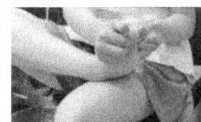
腓腸肌 內側頭 起於股骨內髁後面止於跟骨後面 外側頭 起於股骨外髁後面止於跟骨後面 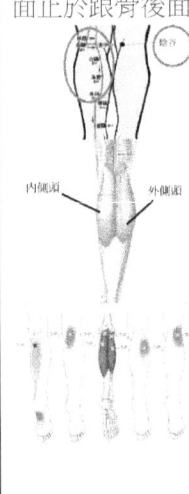	1. 膝後痛 不寧腿症 Restless Leg Syndrome 2. 小腿半夜抽筋 3. 疼痛朝向膝蓋後部(外側頭)外側或(內側頭)內側及向下到小腿的內側 4. 踝關節內側疼痛 5. 疼痛的腳弓-足底中段痛	1. 步行上山 2. 攀登爬樓梯 3. 騎矮自行車 4. 跳躍 5. 穿高跟鞋 6. 襪子開口彈力束太緊 7. 使用腳凳躺椅施壓小腿背面 8. 椅子腳架壓到小腿	**承筋** 小腿後面，委中下5寸，腓腸肌肌腹中央 外側頭 **委陽** 膝彎部膕橫紋外側端，股二頭肌腱內側緣凹陷處委中外二寸 **合陽** 小腿後面，膕橫紋正中（委中）下2寸，腓腸肌兩頭之間凹陷處	25G35-70mm 針直刺	採前弓步離牆前約一大步，手推牆壁，雙腳站立與肩同寬。右腿向前屈膝，並維持右膝蓋在腳的正上方，勿歪向一邊。感覺左小腿肌伸展 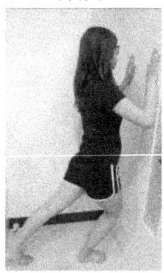

股外側肌	症狀	原因	穴位	針具	伸展
股外側肌 起於股骨幹後側上3/4處 止於膝蓋骨外側 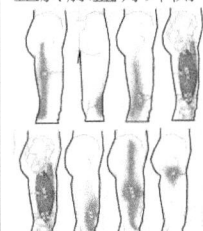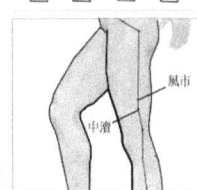	1. 膝關節外側疼 2. 大腿外側和髖關節疼痛 3. 麻木/刺痛的大腿外側（感覺異常性股痛） 4. 爬樓梯困難 5. 小腿外側疼痛	1. 攀登 2. 滑雪 3. 一隻腿壓在臀下坐著 4. 長時間大腿上放置重物坐著 5. 使用僵硬的膝蓋護具固定膝蓋。 6. 下樓踩空	**風市** 股外側面正中線上，膕橫紋（膝中）上七寸處。當直立垂手時中指尖所指處 **中瀆** 股外側面正中線上，膕橫紋（膝中）上五寸	25G35mm **針直刺**	俯躺，將痛腳往臀部方向彎曲，用同側手拉住腳踝，直到感覺肌肉伸展。

| 臀小肌 前後部 起於髂骨外緣 止於大轉子前面 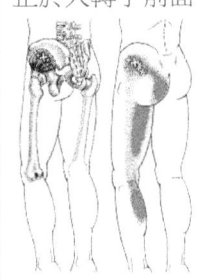 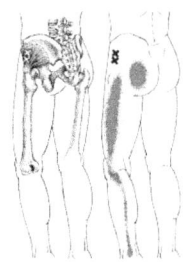 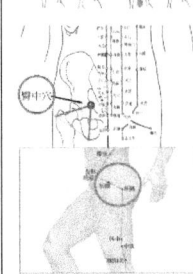 | 1. 臀部疼痛 2. 從坐姿站起困難 3. 側躺患側會痛 後部 站起來時大腿後側痛 小腿後側疼痛到腳踝 前部 大腿外側和髖關節疼痛 坐骨神經痛麻木的臀部和大腿到腳踝 | 1. 三七步站著太久 2. 長時間雙腿交叉坐 3. 行走和攜帶重物 4. 以臀部抱小孩 5. 腿瘸行走的時間過長 6. 跌坐地上 7. 長跑長快步走 8. 坐著褲後口袋有皮夾 | 後部 **環跳** 髂後上棘,坐骨結節與股骨大轉子突起部連線所圍成之三角形區的中央處定穴 **臀中** 位于臀部,以股骨大轉子和坐骨結節間連線為底邊,向上作一等邊三角形,其頂點是處 前部 **居髎** 髖部,髂前上棘與股骨大轉子突出部連線的中點 | 25G35-70mm 針直刺 | 仰臥左膝彎曲左踝跨放右膝上用右手將左膝往身體右側地板輕壓維持10到30秒. 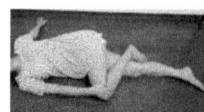 |

腳踝

前區	脛骨前肌	伸拇趾長肌	內區	屈趾長肌	外展拇趾肌
	起於股骨外髁 止於第一蹠骨基底	起於腓骨中段內面 止於拇趾遠端趾骨基底		起於脛骨中段後面 止於各腳趾遠端基底	起於跟骨結節內側突， 止於拇趾近端趾骨基底內側
後區	脛骨後肌	比目魚肌	外區	腓骨長短肌	第三腓骨肌
	起於脛骨後面腓骨內側面 止於舟狀骨到第二三四蹠骨基底	起點腓骨頭後 止於跟骨後		**長頭** 起於腓骨頭及腓骨側面上2/3止於第一蹠骨基底內側 **短頭** 起於腓骨側面下2/3止於第五蹠骨側突	起於腓骨前緣下段 止於第五蹠骨側突

	主要肌肉	常見症狀	原因	治療點	特殊事項	復健伸展 STRETCH
前區	脛骨前肌 起於股骨外髁 止於第一蹠骨基底	1. 大腳趾疼痛 2. 脛前部及腳踝的前方疼痛 3. 偶爾會沿脛骨腫脹 4. 腳踝軟弱 5. 拖著腳走路	1. 在不平的地面跑步或行走 2. 攀登 3. 踝關節扭傷	上巨虛 小腿前外側，外膝眼（犢鼻）下6寸。脛骨前緣外一橫指（中指）處。當足三里直下3寸	25G35mm 針直刺	一手扶牆，將痛側腳往後抬起，以腳尖著地，腳指向後捲，以指背頂地，輕輕向前推，直到小腿前部有牽引
前區	伸拇趾長肌 起於腓骨中段內面 止於拇趾遠端趾骨基底	1. 拇趾外翻 2. 掌背疼痛 3. 蹠骨足跟痛 4. 前踝關節疼痛 5. 足背大趾疼痛 6. 腳尖頂痛，墊腳尖難 7. 腳的頂部麻木 8. 腳抽筋	1. 用腳趾撐壓東西或踩剎車板 2. 踢球 3. 蹬自行車 4. 爬樓梯 5. 高跟鞋 6. 在不平路行走 7. 長跑 8. 爬樓梯	下巨虛 小腿前外側，外膝眼（犢鼻）下9寸，脛骨前緣外一橫指（中指）處	25G35mm 針直刺	站著，交叉雙腳，你的右腳腳趾，踩在左腳外側地板上. 彎曲左腿，把你的右腳踝，朝向地面壓迫右腳趾， 持續10至30秒

內區	屈趾長肌 起於脛骨中段後面 止於各腳趾遠端基底	1. 早上起床第一步好像用趾甲部站起 2. **腳底中央及四個趾頭疼痛。** 3. 疼痛也可以延伸到跟部和向上到小腿的背面內側	1. 跑步或行走在不平的地面 2. 穿硬底鞋 3. 在深沙行走 4. 或赤腳跑步 5. 扁平足或足弓過高	漏谷 小腿內側，內踝尖上6寸，脛骨內側緣後方凹陷處約脛骨長的中間1/2處	25G35-70mm 針 直刺	坐在地板上，膝蓋彎曲，腳跟放地板上 拉起你的腳趾伸展足弓 維持10至30秒
內區	外展拇趾肌 起於跟骨結節內側突， 止於拇趾近端趾骨基底內側	1. 腳後跟疼 2. 腳踝內側疼痛 3. 蹠骨足跟痛 4. 足底中部疼痛	1. 在不平的地面散步和跑步 2. 鞋子太小 3. 高跟鞋 4. 腳踝軟弱易扭傷者 5. 坐滑輪椅子在光滑地板用腳划動	然谷 足內側緣，舟骨粗隆下方赤白肉際處，當公孫後1寸 照海 足內側部，內踝尖正下方與距骨相接的凹陷處。 公孫 足內側緣，第1蹠骨基底前下方凹陷處，當太白後1寸 太白 足內側緣，足大趾本節（第1蹠趾關節）後下方赤白肉際凹陷處	25G35mm 針 直刺 照海向下方斜刺1寸	坐椅子上，抬起右腳踝，將它放在左膝蓋上。用右手支撐右腳踝，將左手的拇指沿著右腳的大拇骨球,用左手扭曲腳拇指向下朝向地板。同時，腳趾彎曲朝向腳底

後區	脛骨後肌　起於脛骨後面腓骨內側面　止於舟狀骨到第二三四蹠骨基底	1. 早上起床第一步好像用趾甲部站起 2. 疼痛在小腿的背面，略高於腳跟 3. 疼痛可以進入跟部和腳的底部 4. 疼痛有時也會放射到小腿肚	1. 跑步或行走在不平的地面 2. 穿不適合的鞋，讓腳斜往內側面	**水清穴** 內踝尖向後2寸直上8寸（漏谷上1寸後2寸） **蠡溝** 小腿內側，內踝尖上五寸，脛骨內側面中。當內踝尖與地機穴連線中點 **地機** 小腿內側在膝脛骨結節下五寸	25G35-70mm 針直刺	站著，交叉雙腳，你的右腳腳趾，踮在左腳外側地板上. 彎曲左腿，把你的右腳踝，朝向地面壓迫右腳趾, 持續10至30秒
後區	比目魚肌　起點腓骨頭後　止於跟骨後	1. 臀部疼痛 2. 腳後跟疼 3. 後踝關節疼痛 4. 小腿後側痛 5. 不寧腿綜合症 6. 磨牙（磨牙症） 7. 足底中部疼痛 8. 後膝關節疼痛	1. 常爬陡坡 2. 在沙灘行走 3. 鞋底太硬 4. 樓梯踩空只有腳尖著地 5. 椅子太高腳懸空一直墊腳尖踏地	臀部疼痛- **飛揚** 小腿後面，外踝後（崑崙）直上7寸，當承山外下方1寸凹陷處/ 足底中部疼痛- **築賓** 後膝關節疼痛/ 小腿後側痛-承筋/ 本體-承山	25G35-70mm 針直刺	患肢踏在斜板上伸展小腿肌

外區	腓骨長短肌 長頭起於腓骨頭及腓骨側面上2/3止於第一蹠骨基底內側 短頭起於腓骨側面下2/3止於第五蹠骨側突	1. 外踝骨周圍疼痛 2. 疼痛下到腳外側可導致小腿，踝關節和足尖頂麻木 3. 疼痛略低於膝蓋在小腿外側 4. 腳踝弱易扭傷	1. 扭腳踝踩空(向內扭傷) 2. 石膏固定化的腿和腳 3. 盤腿坐著 4. 襪子開口束帶太緊壓迫腿部 5. 高跟鞋	長肌 腓頭下(奇穴)位於小腿腓側，腓骨前緣，腓骨小頭下3寸處 短肌 光明 小腿外側部，外踝尖上五寸，腓骨前緣凹陷處	25G35mm 針直刺	坐在椅子上，一條腿搭在另一腳膝蓋 用你的雙手，握住腳掌，轉動腳掌向上（腳底向臉） 維持10至30秒 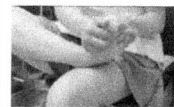
外區	第三腓骨肌 起於腓骨前緣下段止於第五蹠骨側突 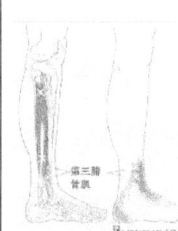	1. 外側踝關節疼痛 2. 疼痛在小腿的前部朝向外側踝下降到腳跟的外部 3. 腳踝弱易扭傷	1. 扭腳踝踩空(向內扭傷) 2. 石膏固定化的腿和腳 3. 盤腿坐著 4. 襪子開口束帶太緊壓迫腿部 5. 高跟鞋	四花下穴 下巨虛下3.5寸（解溪與豐隆連線中點） 陽輔 小腿外側部，外踝尖上四寸，腓骨前緣稍前方凹陷處，當小腿外側部的下1/4點	25G35mm 針直刺	坐在椅子上，一條腿搭在另一腳膝蓋 用你的雙手，握住腳掌，轉動腳掌向上（腳底向臉） 維持10至30秒 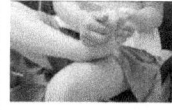

足 部
足 弓

屈趾長肌
起於脛骨中段後面
止於各腳趾遠端基底

腓腸肌
內側頭
起於股骨內髁後面
止於跟骨後面

外側頭
起於股骨外髁後面
止於跟骨後面

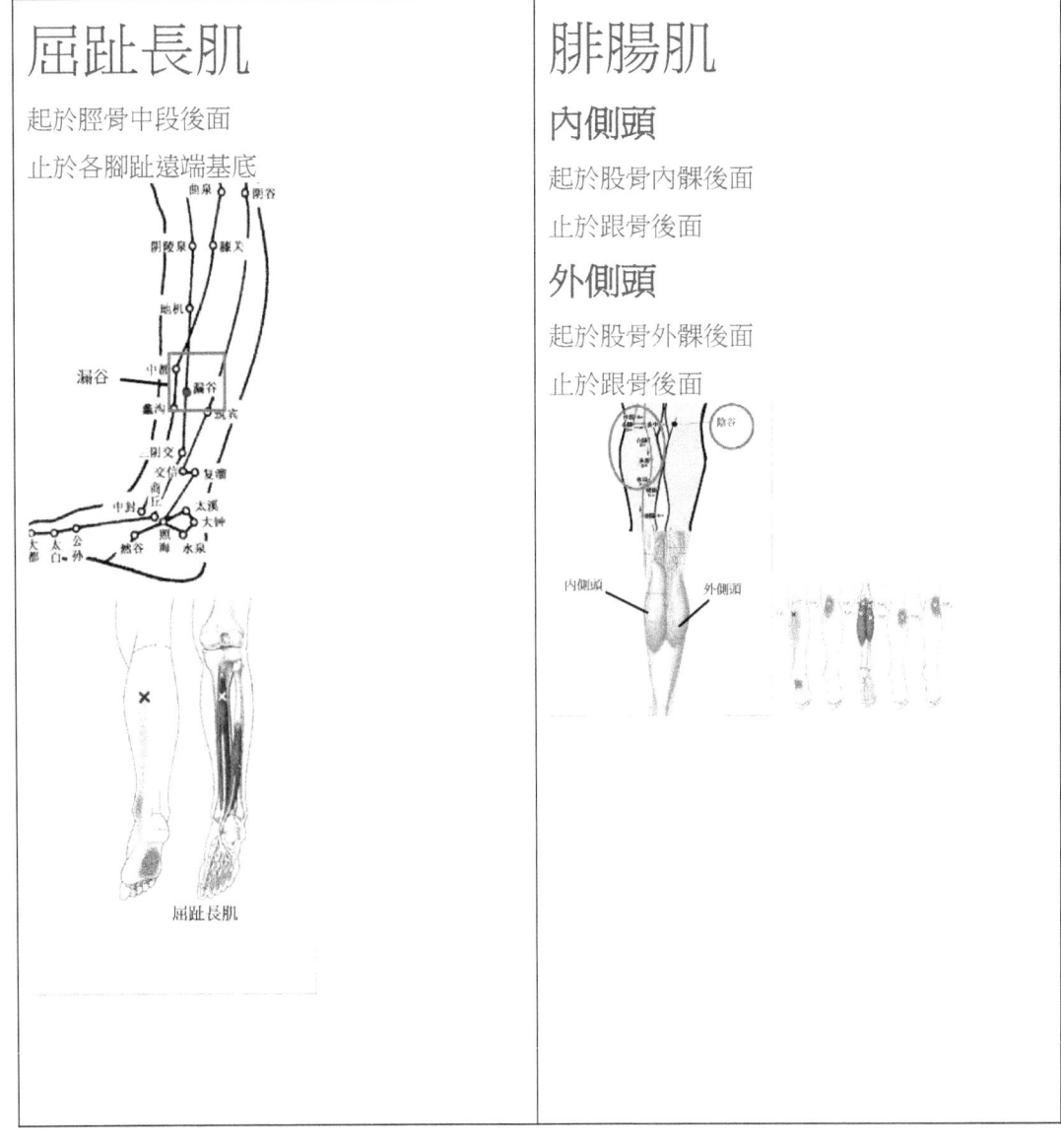

主要肌肉	常見症狀	原因	治療點	特殊事項	復健伸展 STRETCH
屈趾長肌 起於脛骨中段後面 止於各腳趾遠端基底	1. 早上起床第一步好像用趾甲部站起 2. 腳底及四個趾頭疼痛。 3. 疼痛也可以延伸到跟部和向上到小腿的背面內側	1. 跑步或行走在不平的地面 2. 穿硬底鞋在深沙行走 3. 赤腳跑步 4. 扁平足或足弓過高	漏谷 小腿內側，內踝尖上6寸，脛骨內側緣後方凹陷處約脛骨長的中間1/2處	25G35-70mm 針直刺	坐在地板上，膝蓋彎曲，腳跟放地板上 拉起你的腳趾伸展足弓 維持10至30秒

| 腓腸肌　內側頭　起於股骨內髁後面　止於跟骨後面　外側頭　起於股骨外髁後面　止於跟骨後面　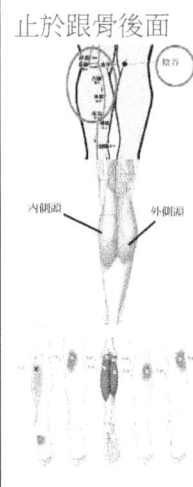 | 1. 膝後痛　2. 不寧腿症 Restless Leg Syndrome　3. 小腿半夜抽筋　4. 疼痛朝向膝蓋後部（外側頭）外側或（內側頭）內側及向下到小腿的內側　5. 踝關節內側疼痛　6. 疼痛的腳弓-足底中段痛 | 1. 步行上山　2. 攀登　3. 爬樓梯　4. 騎矮自行車　5. 跳躍　6. 穿高跟鞋　7. 襪子開口彈力束太緊　8. 使用腳凳躺椅施壓小腿背面　9. 椅子腳架壓到小腿 | **本體-承筋** 小腿後面，委中下5寸，腓腸肌肌腹中央　外側頭　**委陽** 膝彎部膕橫紋外側端，股二頭肌腱內側緣凹陷處委中外二寸　**合陽** 小腿後面，膕橫紋正中（委中）下2寸，腓腸肌兩頭之間凹陷處 | 25G35-70mm 針直刺 | 採前弓步離牆前約一大步，手推牆壁，雙腳站立與肩同寬。右腿向前屈膝，並維持右膝蓋在腳的正上方，勿歪向一邊。感覺左小腿肌伸展 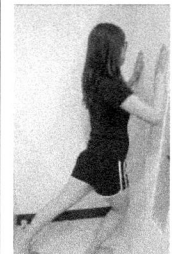 |

足 跟

脛骨後肌	比目魚肌	第三腓骨肌	蹠方肌	外展拇趾肌
起於脛骨後面腓骨內側面	起點腓骨頭後	起於腓骨前緣下段	起於跟骨內側	起於跟骨結節內側突，
止於舟狀骨到第二三四蹠骨基底	止於跟骨後	止於第五蹠骨側突	止於屈趾長肌腱側面	止於拇趾近端趾骨基底內側
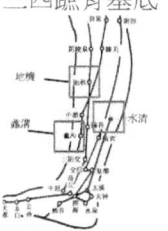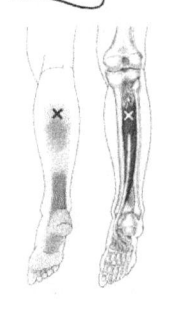	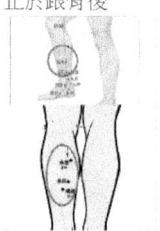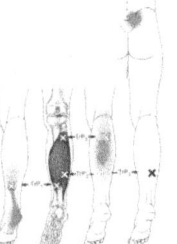	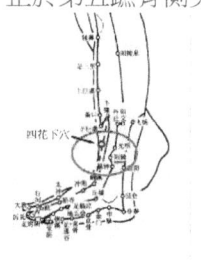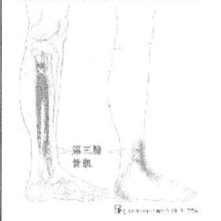	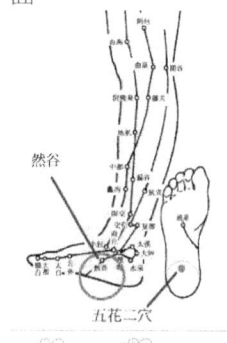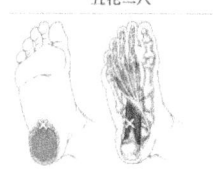	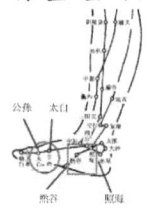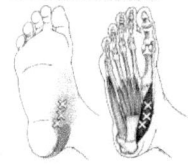

主要肌肉	常見症狀	原因	治療點	特殊事項	復健伸展 STRETCH
脛骨後肌 起於脛骨後面腓骨內側面 止於舟狀骨到第二三四蹠骨基底	1. 早上起床第一步好像用趾甲部站起 2. 疼痛在小腿的背面,略高於腳跟疼痛可以進入跟部和腳的底部 3. 疼痛有時也會放射到小腿肚	1. 跑步或行走在不平的地面 2. 穿不適合的鞋,讓腳斜往內側面	**水清穴** 內踝尖向後2寸直上8寸 **蠡溝** 小腿內側,內踝尖上五寸,脛骨內側面中。當內踝尖與地機穴連線中點 **地機** 小腿內側在膝脛骨結節下五寸	25G35-70mm 針直刺	站著,交叉雙腳,你的右腳腳趾,踩在左腳外側地板上. 彎曲左腿,把你的右腳踝,朝向地面壓迫右腳趾, 持續10至30秒
比目魚肌 起點腓骨頭後 止於跟骨後	1. 臀部疼痛 2. 腳後跟疼 3. 後踝關節疼痛 4. 小腿後側痛 5. 不寧腿綜合症 6. 磨牙(磨牙症) 7. 足底中部疼痛 8. 後膝關節痛	1. 常爬陡坡 2. 在沙灘行走 3. 鞋底太硬 4. 樓梯踩空只有腳尖著地 5. 椅子太高腳懸空一直墊腳尖踏地	臀部疼痛- **飛揚**小腿後面,外踝後(崑崙)直上7寸,當承山外下方1寸凹陷處/ 足底中部疼痛- **築賓** 後膝關節疼痛/小腿後側痛-承筋/ 本體-承山	25G35-70mm 針直刺	患肢踏在斜板上伸展小腿肌

第三腓骨肌					
第三腓骨肌 起於腓骨前緣下段 止於第五蹠骨側突 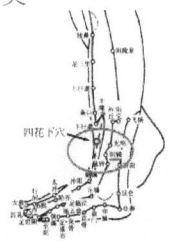 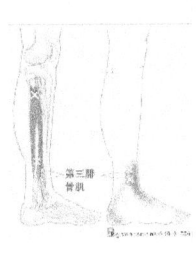	1. 外側踝關節疼痛 2. 疼痛在小腿的前部朝向外側踝下降到腳跟的外部 3. 腳踝弱易扭傷	1. 扭腳踝踩空（向內扭傷） 2. 石膏固定化的腿和腳 3. 盤腿坐著 4. 襪子開口束帶太緊壓迫腿部 5. 高跟鞋	四花下穴 （董氏奇穴） 外膝眼下方12寸，腳踝前橫紋上3寸外1寸或上巨虛直下3.5寸 **陽輔** 小腿外側部，外踝尖上四寸，腓骨前緣稍前方凹陷處，當小腿外側部的下1/4點	25G35mm **針直刺**	坐在椅子上，一條腿搭在另一腳膝蓋 用你的雙手，握住腳掌，轉動腳掌向上（腳底向臉） 維持10至30秒 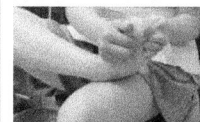

蹠方肌 起於跟骨內側 止於屈趾長肌腱側面 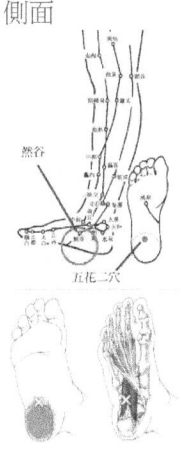	足底筋膜炎 足跟痛	1. 在不平整的地面或沙地上行走跑步 2. 在硬表面上行走，站立 3. 在岩石或硬表面赤腳行走 4. 高跟鞋 5. 鞋子太小 6. 穿著緊束帶或濕襪子 7. 扁平足	**五花二穴** 腳後跟正中央向前1寸 **然谷** 足內側緣，舟骨粗隆下方赤白肉際處，當公孫後1寸	25G35mm 針往足跟痛點斜刺 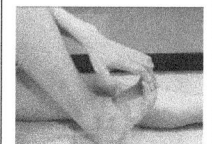	坐在地板上，膝蓋彎曲，並在地板上的腳跟 拉起你的腳趾伸展足弓 持為10至30秒
外展拇趾肌 起於跟骨結節內側突， 止於拇趾近端趾骨基底內側 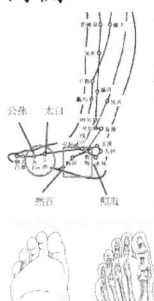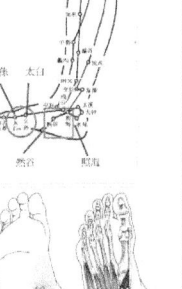	1. 腳後跟疼 2. 腳踝內側疼痛 3. 蹠骨足跟痛 4. 足底中部疼痛	1. 在不平的地面散步和跑步 2. 鞋子太小 3. 高跟鞋 4. 腳踝軟弱易扭傷者 5. 坐滑輪椅子在光滑地板用腳划	**然谷** 足內側緣，舟骨粗隆下方赤白肉際處，當公孫後1寸 **照海** 足內側部，內踝尖正下方與距骨相接的凹陷處。 **公孫** 足內側緣，第1蹠骨基底前下方凹陷處，當太白後1寸 **太白** 足內側緣，足大趾本節（第1趾關節）後下方赤白肉際凹陷處	25G35mm 針直刺 **照海**向下方 斜刺1寸	坐椅子上，抬起右腳踝，將它放在左膝蓋上。用右手支撐右腳踝，將左手的拇指沿著右腳的大拇骨球,用左手扭曲腳拇指向下朝向地板。同時，腳趾彎曲朝向腳底 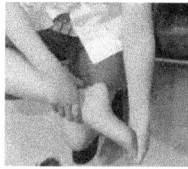

足底

內收拇趾肌

斜頭

起於 2-4 蹠骨基底

止於拇趾近端骨外側

橫頭

起於 3-5 蹠骨間韌帶

止於拇趾近端骨外側

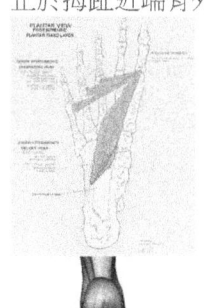

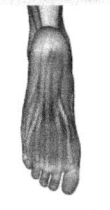

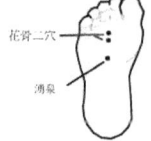

屈拇趾長肌

起於腓骨下 2/3 段

止於拇趾骨遠端趾骨

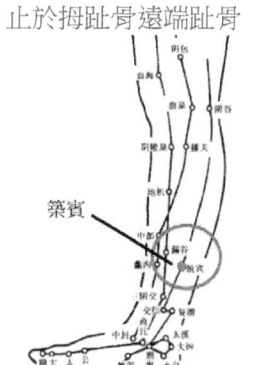

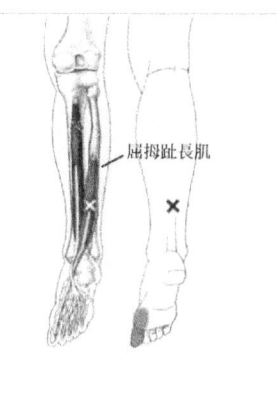

屈拇趾長肌

屈拇趾短肌

起於骰骨楔狀骨

止於拇趾骨近端兩側

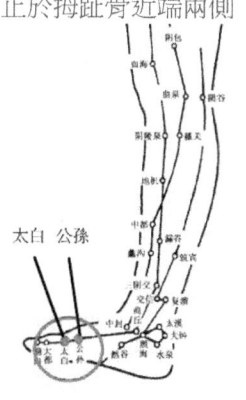

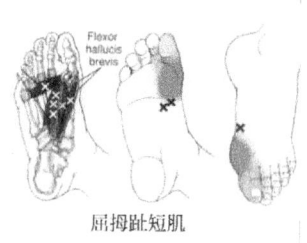

屈拇趾短肌

屈趾長肌

起於脛骨中段後面

止於各腳趾遠端基底

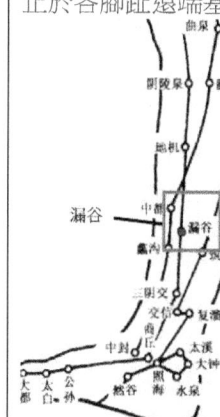

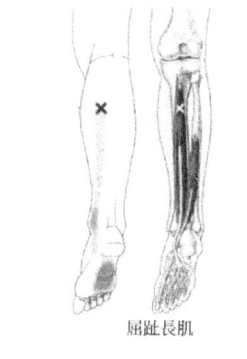

屈趾長肌

屈趾短肌	外展小趾肌	脛骨後肌	第一背側蹠側骨間肌
起於跟骨節結內側突 止於2-5趾中間趾骨兩側	起於跟骨節結 止於第五趾近端趾骨外側	起於脛骨後面腓骨內側面 止於舟狀骨到第二三四蹠骨基底	起於鄰接的蹠骨止於蹠骨基底
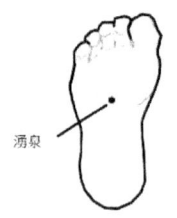	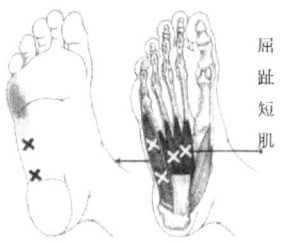	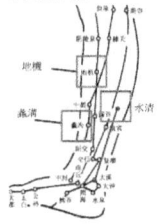	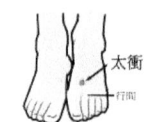
	外展小趾肌	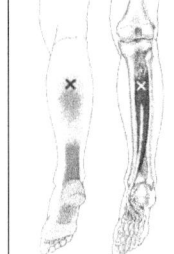	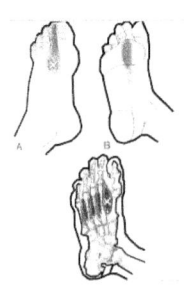
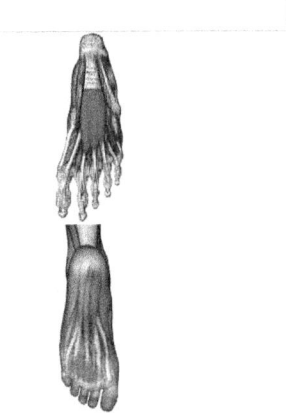	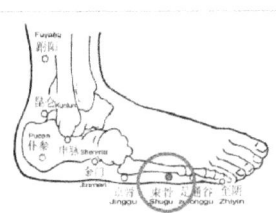		

主要肌肉	常見症狀	原因	治療點	特殊事項	復健伸展 STRETCH
內收拇趾肌 斜頭 起於2-4蹠骨基底 止於拇趾近端骨外側 橫頭 起於3-5蹠骨間韌帶 止於拇趾近端骨外側	沿著內側腳弓或腳底前段肌肉疼痛和觸痛	1.在不平整的地面上走或跑 2.高跟鞋鞋子太小石膏固定太久	**花骨二穴** 足底第二三蹠骨間,距趾間開口1寸 **花骨一穴之四** 足底第一二蹠骨間,距趾間開口2寸	25G35mm 針直刺	坐椅子上,抬起右腳踝,將它放在左膝蓋上。用右手支撐右腳踝,將左手的拇指沿著右腳的大拇骨球,用左手扭曲腳拇指向下朝向地板。同時,腳趾彎曲朝向腳底

屈拇趾長肌 起於腓骨下2/3段 止於拇趾骨遠端趾骨 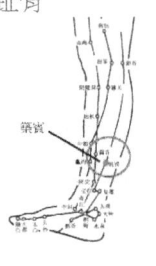 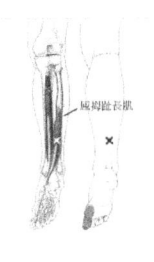	1. 早上起床第一步好像用趾甲部站起 2. 足底大腳趾疼痛	1. 在不平的地面或傾斜路面散步和跑步 2. 鞋底太硬 3. 扁平足 4. 足弓過高 5. 不恰當的培訓或鞋（尤其是穿的鞋子太大） 6. 芭蕾舞演員	築賓 小腿內側面，內踝尖上5寸	25G35mm 針直刺	輕輕移動你的膝蓋向前超過你的腳趾盡可能舒適無痛苦。保持5秒，重複10次 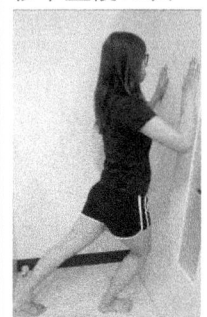
屈拇趾短肌 起於骰骨楔狀骨 止於拇趾骨近端兩側 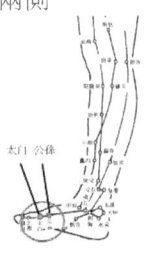 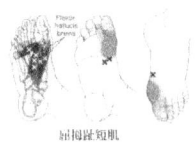	1. 疼痛延伸到大腳趾的腳球 2. 行走困難 3. 腳趾變形	1. 在不平的地面或沙地路面散步和跑步 2. 在硬表面上走，站立或跑步 3. 高跟鞋 4. 鞋子太小 5. 扁平足	公孫 足內側緣，第1蹠骨基底前下方凹陷處，當太白後1寸 太白 足內側緣，足大趾本節（第1蹠趾關節）後下方赤白肉際凹陷處	25G35mm 針往足底斜刺（直刺為外展拇趾肌）	站著面對牆壁，距離約30-60公分，腳跟不要離地，將痛肢大腳趾底球部，壓在牆上,離地至少2公分,**身體前傾，慢慢向下滑動趾球，保持腳趾靠牆壓著** 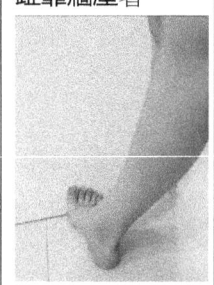

屈趾長肌 起於脛骨中段後面 止於各腳趾遠端基底 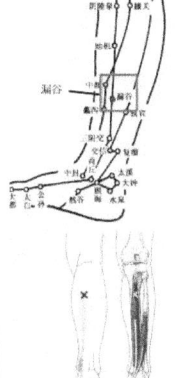	1. 早上起床第一步好像用趾甲部站起 *2. 腳底中央及四個趾頭疼痛。* *3. 疼痛也可以延伸到跟部和向上到小腿的背面內側*	1. 跑步或行走在不平的地面 2. 穿硬底鞋在深沙行走 3. 赤腳跑步 4. 扁平足或足弓過高	漏谷 小腿內側，內踝尖上6寸，脛骨內側緣後方凹陷處約脛骨長的中間1/2處	25G35-70mm 針直刺	坐在地板上，膝蓋彎曲，腳跟放地板上 拉起你的腳趾伸展足弓 維持10至30秒 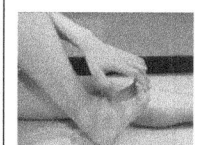
屈趾短肌 起於跟骨節結內側突 止於2-5趾中間趾骨兩側 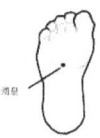 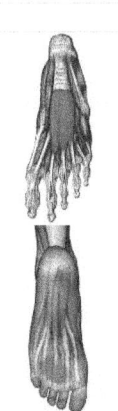	1. 四個小腳趾球丘疼痛疼痛經常被描述為走在尖銳的岩石的感覺 2. 休息時足弓深處酸痛 3. 行走易跛行 4. 使用足弓輔行器更痛	1. 走在不平的地面 2. 用腳趾撐壓東西 3. 鞋太窄 4. 扁平足 5. 坐滑輪椅子在光滑地板用腳划	湧泉 足底部，卷足時足前部凹陷處。約當足底第2~3趾趾縫紋頭端與足跟後端連線的前1/3折點	25G35mm 針直刺	跪坐腳跟上彎曲腳趾使腳掌垂直向後方 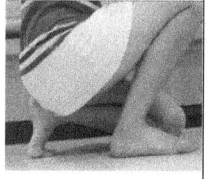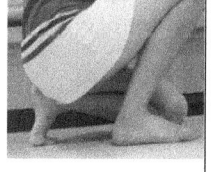

肌肉	症狀	誘因	穴位	針法	伸展
外展小趾肌 起於跟骨節結 止於第五趾近端趾骨外側 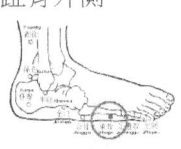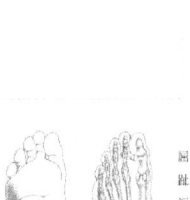	1. 疼痛在腳跟的外側 2. 腳踝外側疼痛 3. 常感覺腳踝扭傷疼痛 4. 常常在休息時覺得足弓深痛	1. 跑步或行走在不平的地面 2. 高跟鞋 3. 鞋子太小 4. 腳踝軟弱易扭傷者 5. 扁平足 6. 坐滑輪椅子在光滑地板用腳划	束骨 足外側部，足小趾本節（第5跖趾關節）後方赤白肉際凹陷處	25G35mm 針直刺	跪坐腳跟上，彎曲腳趾,使腳掌垂直向後方 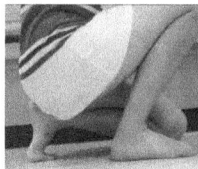
脛骨後肌 起於脛骨後面腓骨內側面 止於舟狀骨到第二三四蹠骨基底 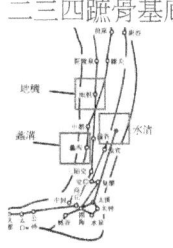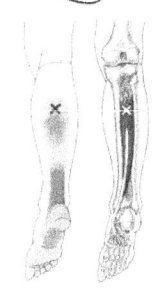	1. 早上起床第一步好像用趾甲部站起 2. 疼痛在小腿的背面，略高於腳跟疼痛可以進入跟部和腳的底部 3. 疼痛有時也會放射到小腿肚	1. 跑步或行走在不平的地面 2. 穿不適合的鞋，讓腳斜往內側面	水清穴 內踝尖向後2寸直上8寸 蠡溝 小腿內側，內踝尖上五寸，脛骨內側面中。當內踝尖與地機穴連線中點 地機 小腿內側在膝脛骨結節下五寸	25G35-70mm 針直刺	站著，交叉雙腳,你的右腳腳趾,踮在左腳外側地板上. 彎曲左腿,把你的右腳踝,朝向地面壓迫右腳趾, 持續10至30秒 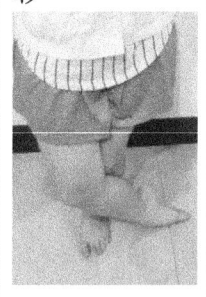

| 第一背側蹠側骨間肌 起於鄰接的蹠骨 止於蹠骨基底 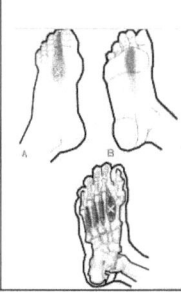 | 1. 前掌背疼痛
2. 蹠骨足跟痛
3. 腳背小趾疼痛
4. 足底中部疼痛 | 1. 跑步或行走在不平的地面
2. 穿硬底鞋
3. 在深沙行走或赤腳跑步
4. 扁平足
5. 鞋子太緊
6. 腳踢傷 | **太衝**
足背第1～2蹠骨間隙的後方凹陷處。當行間後二寸 | 25G35mm 針直刺 | 坐椅子上，抬起右腳踝，將它放在左膝蓋上。用右手支撐右腳踝，將左手的拇指沿著右腳的大拇骨球,用左手扭曲腳拇指向下朝向地板。同時，腳趾彎曲朝向腳底 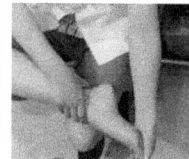 |

足背

伸趾長肌	伸拇趾長肌	伸拇趾短肌	屈拇趾短肌	脛骨前肌	第一背側蹠側骨間肌
起於脛骨外髁腓骨前3/4 止於2-5趾中間及遠端趾骨	起於腓骨中段內面 止於拇趾遠端趾骨基底	伸趾短肌 起於跟骨上面止於近端趾骨背部	起於骰骨楔狀骨 止於拇趾骨近端兩側	起於股骨外髁止於第一蹠骨基底	起於鄰接的蹠骨 止於蹠骨基底

主要肌肉	常見症狀	原因	治療點	特殊事項	復健伸展 STRETCH
伸趾長肌 起於脛骨外髁腓骨前3/4 止於2-5趾中間及遠端趾骨	1. 前踝關節疼痛 2. 拇趾外翻 3. 前掌背疼痛 4. 足背腳趾疼痛 5. 晚上腳抽筋	1. 用腳趾撐壓東西或踩剎車板 2. 踢球 3. 蹬自行車 4. 爬樓梯 5. 高跟鞋 6. 在不平路行走 7. 長跑	豐隆 小腿前外側，外踝尖上8寸，脛骨前緣外二橫指（中指）處，當外膝眼（犢鼻）與外踝尖連線的中點	25G35mm 針直刺	站著，交叉雙腳，你的右腳腳趾，踮在左腳外側地板上。 彎曲左腿，把你的右腳踝，朝向地面壓迫右腳趾， 持續10至30秒
伸拇趾長肌 起於腓骨中段內面 止於拇趾遠端趾骨基底	1. 拇趾外翻 2. 前掌背疼痛 3. 蹠骨足跟痛 4. 前踝關節疼痛 5. 足背大趾疼痛 6. 腳尖頂痛墊腳尖困難 7. 腳的頂部麻木 8. 腳抽筋	1. 用腳趾撐壓東西或踩剎車板 2. 踢球 3. 蹬自行車 4. 爬樓梯 5. 高跟鞋 6. 在不平路行走 7. 長跑 8. 爬樓梯	下巨虛 小腿前外側，外膝眼（犢鼻）下9寸，脛骨前緣外一橫指（中指）處	25G35mm 針直刺	站著，交叉雙腳，你的右腳腳趾，踮在左腳外側地板上。 彎曲左腿，把你的右腳踝，朝向地面壓迫右腳趾， 持續10至30秒

肌肉	症狀	原因	穴位	針法	伸展
伸拇趾短肌 伸趾短肌 起於跟骨上面止於近端趾骨背部 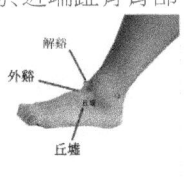 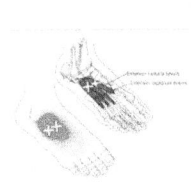	1. 腳尖頂痛 2. 肌肉痙攣 3. 墊腳困難 4. 腳的頂部麻木	1. 用腳趾撐壓東西 2. 踢球 3. 蹬自行車 4. 爬樓梯 5. 鞋太緊 6. 高跟鞋 7. 長時間赤腳 在不平路上跑 8. 扁平足	丘墟 足背，外踝前下方，伸趾長肌腱外側，距跟關節間凹陷處 外谿穴(董) 解谿下1寸外側1寸	25G35mm 針直刺	保持用地板壓腳趾的背側的姿勢 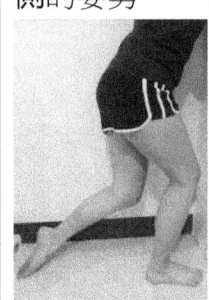
屈拇趾短肌 起於骰骨楔狀骨止於拇趾骨近端兩側 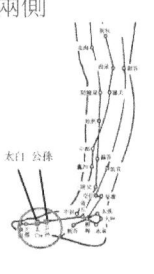 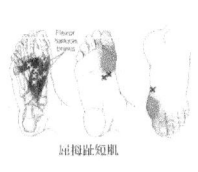	1. 疼痛延伸到大腳趾的腳球 2. 行走困難 3. 腳趾變形	1. 在不平的地面或沙地路面散步和跑步 2. 在硬表面上走，站立或跑步 3. 高跟鞋 4. 鞋子太小 5. 扁平足	公孫 足內側緣，第1跖骨基底前下方凹陷處，當太白後1寸 太白 足內側緣，足大趾本節（第1跖趾關節）後下方赤白肉際凹陷處	25G35mm 針往足底斜刺（直刺為外展拇趾肌）	將患側大腳趾往後輕扳,維持35秒,每天重複10次. 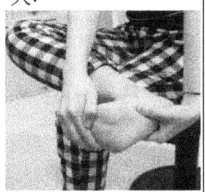

肌肉	症狀	原因	穴位	針具	伸展運動
脛骨前肌 起於股骨外髁 止於第一蹠骨基底 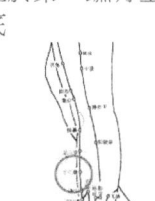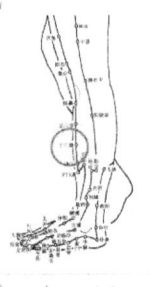	1.大腳趾疼痛 2.脛前部及腳踝的前方疼痛 3.偶爾會沿脛骨腫脹 4.腳踝軟弱 5.拖著腳走路	1.在不平的地面跑步或行走 2.攀登 3.踝關節扭傷	**上巨虛** 小腿前外側，外膝眼（犢鼻）下6寸。脛骨前緣外一橫指（中指）處。當足三里直下3寸	25G35mm針直刺	一手扶牆,將痛側腳往後抬起,以腳尖著地,腳指向後捲,以指背頂地,輕輕向前推,直到小腿前部有牽引 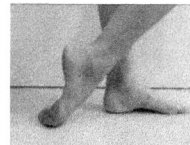
第一背側蹠側骨間肌 起於鄰接的蹠骨 止於蹠骨基底 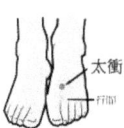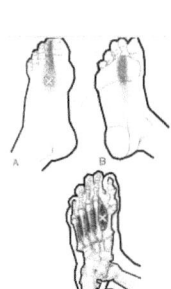	1.前掌背疼痛 2.蹠骨足跟痛 3.腳背小趾疼痛 4.足底中部疼痛	1.跑步或行走在不平的地面 2.穿硬底鞋在深沙行走或赤腳跑步 3.扁平足 4.鞋子太緊 5.腳踢傷	**太衝** 足背第1～2跖骨間隙的後方凹陷處。當行間後二寸	25G35mm針直刺	坐椅子上，抬起右腳踝，將它放在左膝蓋上。用右手支撐右腳踝，將左手的拇指沿著右腳的大拇骨球,用左手扭曲腳拇指向下朝向地板。同時，腳趾彎曲朝向腳底 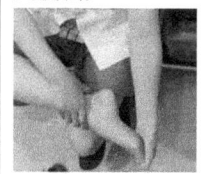

圖片參考書目

WWW.RENTIXUEWEI.COM

GRAYS ANETOMY OF THE HUMAN BODY

WWW.TRIGGERPOINTS.NET

YIBIAN.HOPTO.ORG

WWW.TUNGS.NET.CN

WWW.SPORTSINJURYCLINIC.NET

COURSE.ZJU.EDU.CN

WWW.TWWIKI.COM

FUNWITHMEDICINE.TREMBLR.COM

WWW.YP900.COM

COMMONS.WIKIMEDIA.ORG

BIG5.WIKI8.COM

THEWELLNESSDIGEST.COM

ZH.WIKIPEDIA.ORG

WWW.PRESSUREPOINTER.COM

WWW.WEBMEDCENTRAL.COM

EN.WIKIPEDIA.ORG

SMALLCOLLATION.BLOGSPOT.COM

BAIKE.SOGOU.COM

ZYK.99.COM.CN

WWW.BYB.CN

TOYO-SEITAI.BLOG.SO-NET.NE.JP

DOCTOR.51DAIFU.COM

WWW.TENGTONGYIXUE.COM

BLOG.BOODO.COM

WWW.HEALTHIMAGE.COM.TW

IMAGE.HAESOU.COM

WWW.TAOZHY.COM

MUSCULAR-SYSTEM.BLOGSPOT.COM

CHRISTOPHERDHOWARD. WORDPRESS. COM
GUKETIKU. BLOG. HEXUN. COM. TW
WWW. COSM. ORG. CN
WWW. ACUCN. COM
WWW. JIANMANCHUN. COM
FEIYING9005. BLOG. 163. COM
WWW. KINGOFTHEGYM. COM
WWW. OGANATOMY. ORG
MIROCHOU. MYWEB. HINET. NET
WWW. JIBINGNET. COM
PEIKIPUCTURE. COM
TP. NXMU. EDU. CN
WWW. ZWBK. ORG
KMDOCTOR. COM. NE. HK
GYR0621. BLOG. 163. COM
WWW. HEZHENGTANG. COM
WWW. YAONPO. COM
WWW. DECHENG-EDU. COM
MOVEMENT-AS-MEDICINE. COM
WWW. XUEWEIJIEMA. COM
WWW. ZHONGYIBAIKE. COM
AOYAMA-SHINKYU. BLOG. SO-NET. NE. JP

目錄

前額區痛　7

額肌	8	枕肌	9
顴大肌	8	頭半棘肌	10
降眉肌	9	胸鎖乳突肌胸骨部	11

頭頂區痛　12

頭夾肌	13	枕肌	14
胸鎖乳突肌胸骨部	13		

後枕區痛　15

頭半棘肌	16	上斜方肌	19
頸半棘肌	17	枕肌	20
胸鎖乳突肌胸骨部	18	枕下肌群	20

偏頭痛　21

顳肌	22	枕下肌群	24
頭半棘肌	23	上斜方肌	24
頸夾肌	23		

後頸區痛　25

提肩胛肌	26	頸夾肌	28
頸多裂肌	26	棘下肌	28

上斜方肌　　　　　　　　　27

耳顳顎區痛 29

咀嚼肌　　　　　　　　　31
顳肌　　　　　　　　　　32
TMD　　　　　　　　　　33
內翼肌　　　　　　　　　34
外翼肌　　　　　　　　　35
二腹肌　　　　　　　　　36
頰肌　　　　　　　　　　36

顴大肌　　　　　　　　　37
眼輪匝肌　　　　　　　　37
闊頸肌　　　　　　　　　38
上斜方肌　　　　　　　　38
胸鎖乳突肌胸骨部　　　　39
枕下肌群　　　　　　　　40

前胸區痛 41

胸大肌　　　　　　　　　43
胸小肌　　　　　　　　　44
胸骨肌　　　　　　　　　45
腹外斜肌前側　　　　　　45
肋間肌　　　　　　　　　46

後上鋸肌　　　　　　　　47
斜角肌　　　　　　　　　48
胸髂肋肌 T6　　　　　　　49
胸骨下肌　　　　　　　　50

側胸區痛 51

前鋸肌　　　　　　　　　52
肋間肌　　　　　　　　　53

闊背肌上部　　　　　　　53

肩臂指痛 54

後上鋸肌　　　　　　　　56
斜角肌　　　　　　　　　57
小斜角肌　　　　　　　　58
胸小肌　　　　　　　　　59

鎖骨下肌　　　　　　　　60
肱肌　　　　　　　　　　61
肱三頭肌長頭　　　　　　62
闊背肌上部　　　　　　　62

棘上肌 63

旋轉肌袖 64

小圓肌	65	棘上肌	66
棘下肌	66	肩胛下肌	67

上臂區痛 68

斜角肌	71	三角肌	77
小斜角肌	72	喙肱肌	78
闊背肌上部	73	肱二頭肌	79
闊背肌下部	73	肱肌	80
棘上肌	74	肱三頭肌長頭	81
棘下肌	74	肱三頭肌外側頭	82
大圓肌	75	肘肌	83
肩胛下肌	76		

肘尖痛 84

肱三頭肌長頭, 遠端	85	肘肌	86

肱骨外上髁炎（網球肘）87

橈側伸腕長肌	88	肱橈肌	90
旋後肌	89	伸手指肌	90
肱三頭肌內側頭	89		

肱骨內上髁炎（高爾夫球肘）91

橈側屈腕肌	91	旋前圓肌	91
尺側屈腕肌	91		

手腕區 92

尺側伸腕肌	94	尺側屈腕肌	96
橈側伸腕短肌	94	旋前圓肌	96
橈側伸腕長肌	95	旋前方肌	97
伸食指肌	95	外展拇長肌	98
橈側屈腕肌	96	對掌拇	98

手掌尺側 99

闊背肌上部	100	後上鋸肌	102
前鋸肌	101		

手掌橈側 103

斜角肌	104	肱肌	105
棘下肌	105		

掌心區 106

掌長肌	106

手指指腹區 107

屈指深淺肌	107

手掌背區 108

伸食指肌	109	肱橈肌	110
伸手指肌	109	旋後肌	111
橈側伸腕長肌	110		

拇指區 112

屈拇長肌	114	鎖骨下肌	116
內收拇肌	115	斜角肌	117
對掌拇肌	115	肱肌	118
旋前方肌	116		

手指區 119

第一第二背側骨間肌	119	外展小指肌	119

前腹區 120

腹外斜肌	121	腰方肌	124
腹直肌	122	錐狀肌	125
闊背肌下部	123	胸髂肋肌 T11	125

上背膏肓區痛 126

闊背肌上部	128	後上鋸肌	133
棘下肌	128	後下鋸肌	134
提肩胛肌	129	多裂肌 T4-L2	135
大小菱形肌	129	胸髂肋肌 T6	136
斜角肌	130	胸髂肋肌 T11	136
斜方肌	131	髂腰肌	137
前鋸肌	132	腹直肌	138

腰薦臀部痛 139

腰方肌	141	尾骨肌提肛肌	145
胸最長肌 T10-11, L1	142	閉孔內肌	145
胸髂肋肌 T11	142	梨狀肌	145
髂腰肌	143	臀大肌	146
腰髂肋肌	143	臀中肌	147
多裂肌 S1	144	臀小肌	148
多裂肌 S4	144	比目魚肌	149

大腿前側及內側痛 150

髂腰肌	152	股內側肌	155
恥骨肌	153	股內收肌	155
內收大肌	153	縫匠肌	156
股中間肌	154	股薄肌	156
股直肌	154		

大腿外側痛 157

股外側肌	158	臀小肌	160
闊筋膜張肌	159		

大腿後側痛 161

半腱半膜肌	163	梨狀肌	167
股二頭肌長頭	164	閉孔內肌	167
臀小肌	165	多裂肌	168
臀中肌	166		

前膝區痛 169

| 股內收肌 | 170 | 股內側肌 | 171 |
| 股直肌 | 171 | 跑者膝 PFPS | 172 |

後膝區（膕窩）痛 173

股二頭肌長頭	174	蹠肌	176
腓腸肌	175	半腱半膜肌	177
膕肌	176		

外側膝區痛 178

| 股外側肌 | 179 | 髂脛束症候 ITBS | 181 |
| 闊筋膜張肌 | 180 | | |

內側膝區痛 182

| 縫匠肌 | 183 | 半腱肌 | 184 |
| 股薄肌 | 183 | 鵝掌肌腱炎 | 185 |

小腿前區痛 186

股內收肌	187	伸拇趾長肌	189
脛骨前肌	188		
伸趾長肌	188		

小腿後區痛 190

比目魚肌	191	屈趾長肌	193
腓腸肌	192	半腱半膜肌	194
蹠肌	193	臀小肌	195

小腿外區痛 196

第三腓骨肌	197	股外側肌	199
腓骨長短肌	198	臀小肌	200
腓腸肌	198		

腳踝區痛 201

脛骨前肌	202	脛骨後肌	204
伸拇趾長肌	202	比目魚肌	204
屈趾長肌	203	腓骨長短肌	205
外展拇趾肌	203	第三腓骨肌	205

足弓區痛 206

屈趾長肌	207	腓腸肌	208

足跟區痛 209

脛骨後肌	210	蹠方肌	212
比目魚肌	210	外展拇趾肌	212
第三腓骨肌	211		

足底區痛 213

內收拇趾肌	215	屈趾短肌	217
屈拇趾短肌	216	外展小趾肌	218

屈拇趾長肌	217	脛骨後肌	218
屈趾長肌	217	第一背側蹠側骨間肌	219

足背區痛　220

伸趾長肌	221	屈拇趾短肌	222
伸拇趾長肌	221	脛骨前肌	223
伸拇趾短肌	222	第一背側蹠側骨間肌	223
伸趾短肌	222		

感謝本院三位美女同仁
淑怡․瑞君․惠喻․協助演出

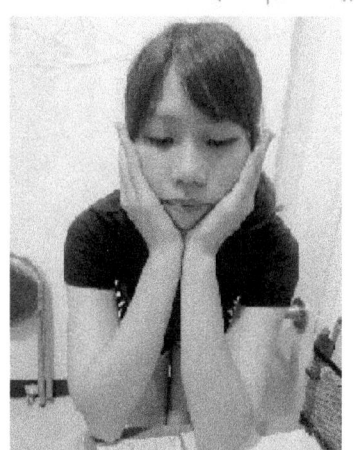
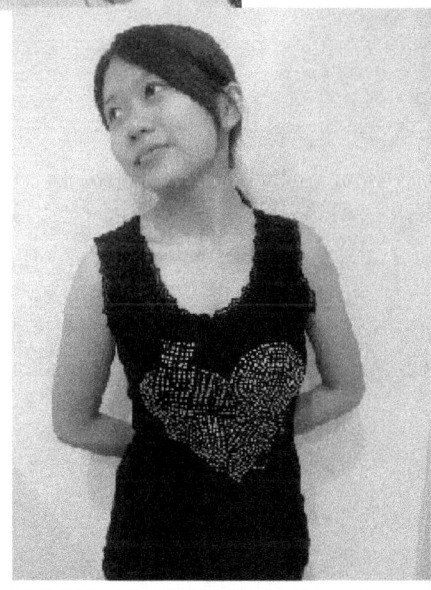
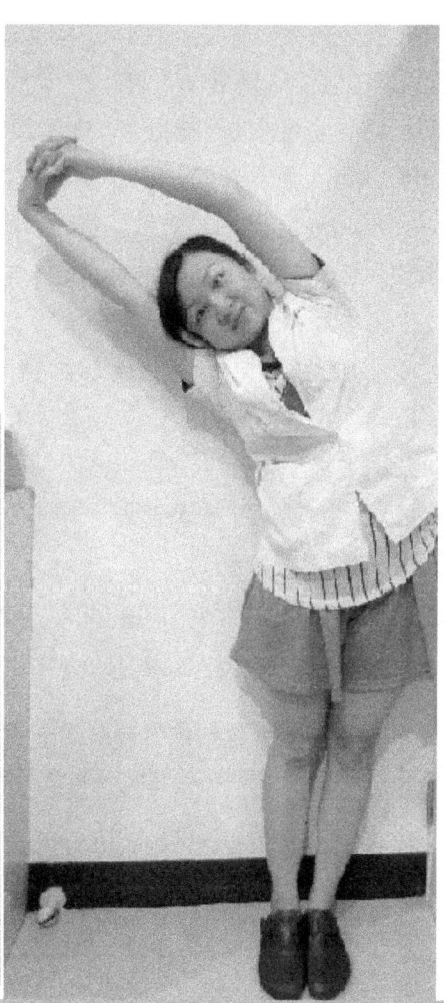

中學西 西學中 整合刺針法
Compound Acupuncture Technology

作　者/蔡信峯（Hsing-Feng Tsai）
動作示範/健康１２３診所（淑怡、瑞君、惠喻）
出版者/美商 EHGBooks 微出版公司
發行者/漢世紀數位文化（股）公司
臺灣學人出版網：http://www.TaiwanFellowship.org
地　　址/106 臺北市大安區敦化南路 2 段 1 號 4 樓
電　　話/02-2707-9001 轉 616-617
印　　刷/漢世紀古騰堡®數位出版 POD 雲端科技
出版日期/2015 年 11 月
總經銷/Amazon.com
臺灣銷售網/三民網路書店：http://www.sanmin.com.tw
　　　　　三民書局復北店
　　　　　　地址/104 臺北市復興北路 386 號
　　　　　　電話/02-2500-6600
　　　　　三民書局重南店
　　　　　　地址/100 臺北市重慶南路一段 61 號
　　　　　　電話/02-2361-7511
　　　　　全省金石網路書店：http://www.kingstone.com.tw
定　　價/新臺幣 350 元（美金 12 元 / 人民幣 70 元）

2015 年版權美國登記，未經授權不許翻印全文或部分及翻譯為其他語言或文字。
2015 © United States, Permission required for reproduction, or translation in whole or part.

www.ingramcontent.com/pod-product-compliance
Lightning Source LLC
LaVergne TN
LVHW081532060526
838200LV00048B/2062

9781647844769